營養醫學專家 劉博仁 著

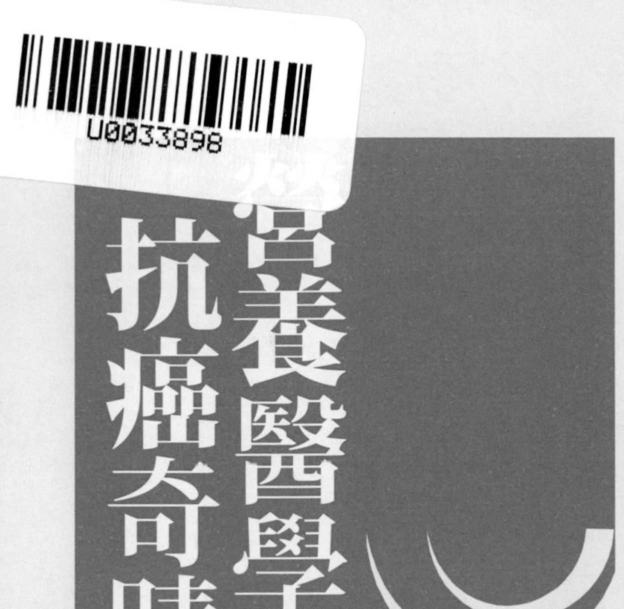

劉博仁醫師的抗癌成功案例分享

目錄

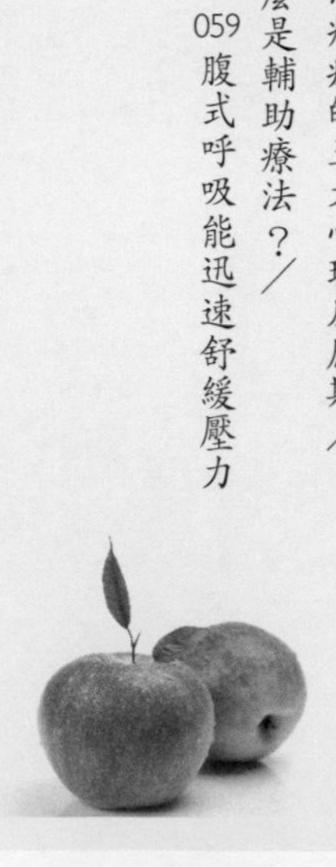

Part 2 解密篇——營養醫學助你抗癌成功

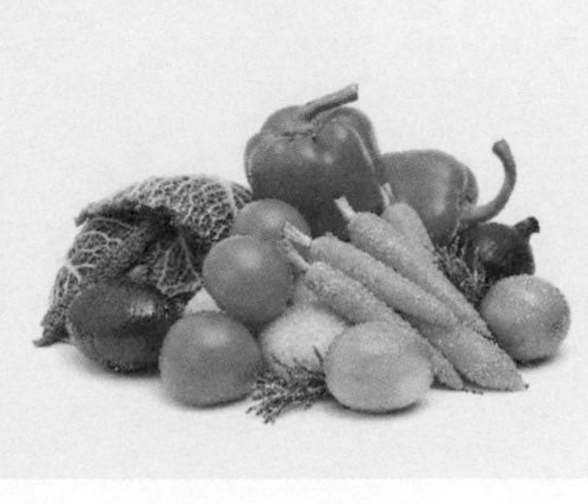

Part 3 對症篇——用營養處方對抗10大癌症

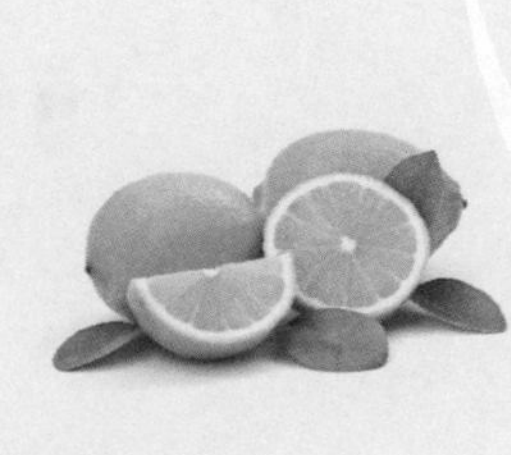

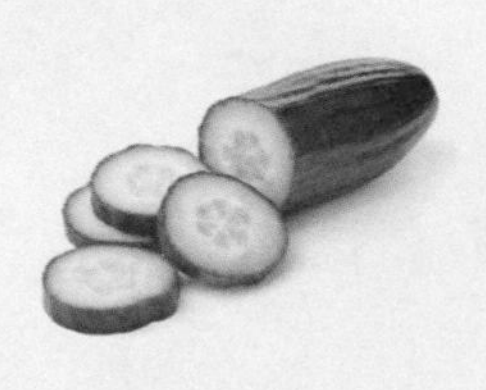

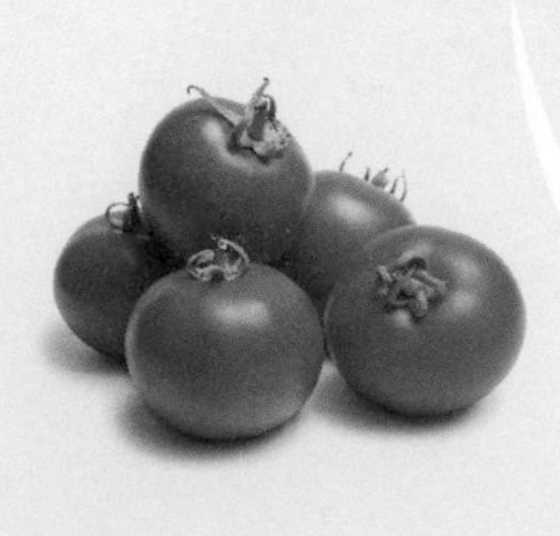

Part 4 解惑篇—你一定要認識的抗癌營養素

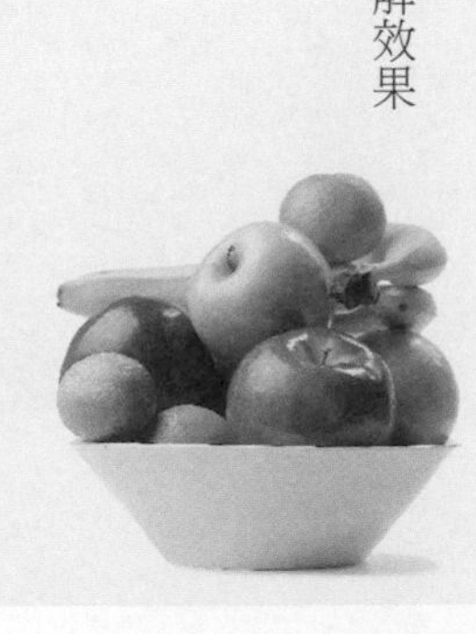

【推薦序1】

營養醫學——抗癌新武器

當今癌症的診療已邁入多專科團隊整合之階段，從癌症的預防、篩檢、診斷、治療及至治療後之追蹤、復健與調養，已不是一位醫師所能完全執行，而有賴一個跨科的醫療團隊來相互溝通、協調與合作，讓癌症患者獲得身、心、靈的完整照護。

防癌、滅癌、抗癌是病患和醫界共同面對之挑戰，畢竟癌症已成為人類最可怕的敵人，人人談癌色變，不知何時敵人來犯？更不知來的是否頑敵？我們對付癌症的態度要如同《孫子兵法》所說：「用兵之法，無恃其不來，恃吾有以待也。」也就是《易經》：「重門擊柝，以待暴客，蓋取之豫」的作法，豫的意思是豫先、豫備。豫則立，不豫則廢。

目前營養醫學在防癌抗癌的過程中，已扮演重要角色，因為營養素是提供癌症患者抗癌過程中的重要能量，讓患者有足夠的免疫力、抗發炎能力來對抗癌細胞，這種觀念已普獲醫界的認同和推廣，成為在癌症診療領域中的新興課題，它的最大優點是緩和地如養生大法，給身體自然的營養素來迎敵與抗敵。

在劉博仁醫師這本《營養醫學抗癌奇蹟》中，有兩大特點，其一是癌症傳言的是與非，舉出癌症與營養的Q＆A，如吃得太營養會讓腫瘤長得更快嗎？生機飲食能治癌嗎？服用抗氧化劑會抵銷癌症病人化療或放療的效果嗎？針對這些癌症病人迫切想要解決的疑惑，本書提供了精闢而詳實之分析。其二是劉醫師鉅細靡遺地針對多種常見癌症開出營養處方，以豐富的臨床經驗和專業素養，在眾多的營養素中，針對不同的癌症分門別類提供營養處方的建議，並有成功案例做佐證，希望能幫助患者抗癌成功、重獲新生。

癌症已連續多年蟬聯台灣十大死因榜首，且罹癌人數和死亡人數年年攀升，患者的恐懼無助、民眾的擔心受怕，已使癌症成為全民公敵。醫界絞盡腦汁地研發治療技術與藥物，無疑是要全面狙殺癌症，在此關鍵時刻應運而生之營養醫學，對於國人走在防癌抗癌的道路上，宛若多了一線道，讓癌症病患有更多的選擇。

澄清醫院中港分院院長、財團法人乳癌防治基金會董事長

張金堅

【推薦序2】

癌症病友和專業人士都需要的營養指南

身為癌症專科醫師，在仔細閱讀劉醫師大作《營養醫學抗癌奇蹟》後，內心充滿感動；這是癌症病友們所需要的書，同時也是值得專業人士參考及運用的知識。在歐美先進國家，營養治療不但已受到相當的重視，而且已邁入主流醫學之途。個人曾因十多年前的怪病，輾轉在營養治療之下，才得以痊癒，使得我對營養治療深信並且身體力行，也應用於行醫中協助病患們。

劉醫師無私地把自己多年的經驗及知識公開，並在書中分四大部分闡述，從觀念的建立開始，進而配合主要治療的運用，以及各種常見癌症的建議營養處方，最後把重要營養素加以介紹，內容可說十分完備而且平易近人。事實上，台灣的癌症治療，從團隊的照顧、診療的指引至各式先進的設備及藥物，均堪稱國際一流；但唯獨營養照顧與治療這部分，仍有待推廣及努力。個人非常贊成劉醫師在多年成功的臨床經驗後，實際付諸文字；除造福廣大病友外，也可以拋磚引玉，讓更多專家們參與討論，或許有心者也能提供更多資訊，藉以彼此交流及成長。

筆者極力推薦本書給癌症病友們，因為接受正統的營養治療，才能讓自己得到好處；誤信偏方或個人的偏見，往往延誤病情。同時也鼓勵專業人士多參閱本書，用來協助癌友們。至於我，一定會請北醫的同事們，共同來研讀此書！

台北醫學大學附設醫院副院長暨癌症中心主任
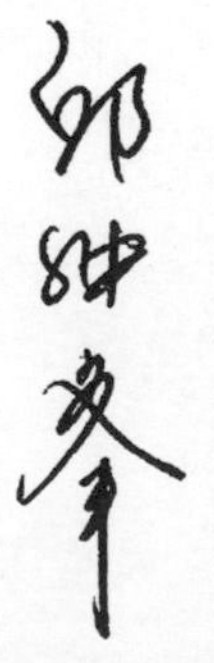

【推薦序3】

全方位的抗癌營養書

癌症高居十大死因之首，已經三十年之久！癌症病人最常關心的議題，除了疾病診斷、治療方式及副作用外，就是營養飲食問題。病人常為「要吃什麼？」、「怎麼吃才好？」、「吃什麼會有幫助？」、「吃補品會不會幫助癌症長得更快？」等問題打轉，從專業的醫療人員、營養師，問到民間琳瑯滿目號稱補品、斷食或排毒「聖方」為止，許多答案似乎很有道理，但又互相矛盾，病人經常對癌症飲食觀念朝令夕改、莫衷一是，不知如何是好。

拜讀劉博仁醫師前一部著作《疾病，不一定靠「藥」醫》後，對劉醫師提倡的營養醫學，十分認同！心想劉醫師是否能再次拔刀相助，造福癌症病人呢？果然，劉醫師在這本《營養醫學抗癌奇蹟》中，再一次讓我們見到全面的營養照護，的確對癌症病人有幫助。書中把癌症的形成、診斷、轉移、治療，及其與營養之間的影響，以實證醫學做基礎，配合他的豐富臨床經驗，分析癌症飲食的奧祕和民間傳聞禁忌對錯，用深入淺出、淺顯易懂的筆法，闡述營養醫學對抗癌的重要性；特別是抗癌小筆記的單元，幾乎是醫療專業人士、病患或家屬所必須具備的常識，相信閱讀此書後，照顧癌症患者的功力，絕對會大大增加。

一項國內研究指出，約有八成癌症病人在抗癌過程中，曾接觸過所謂「輔助或保健療法」，目的是希望能提高治癒率及減低治療的副作用，這些療法有許多與日常飲食中添加營養素有關。在 Part 4 中，劉醫師介紹許多市面上很夯的營養素，如微量元素（硒、鋅、鎂、鈣、鐵、有機鍺等），脂肪酸（魚油、冷壓亞麻仁籽油等），蕈菇類、酵素、維生素、胺基酸類、抗氧化劑、植化素及市面常見的保健品。由於這些營養素常被商人誇大療效，甚至是神話奇蹟化，而被專業醫療人士質疑！劉醫師以實事求是的精神，將這些抗癌營養素的機轉、劑型、建議劑量到注意事項，從實證醫學的觀點，說明使用時機與優缺點，讓病患想要使用這些抗癌營養素，一定要「吃其然、知其所以然」。

劉醫師毫不吝嗇公開他日常行醫的健康祕方，使讀者受惠！最後用全方位關照的抗癌概念——「ANTI-CANCERS」，將本書的抗癌觀念化繁為簡。從事癌症醫學研究與臨床服務多年來，堅信營養醫學對癌症病人治療與預防有深遠影響，且隨時代進步和生活品質要求，與日漸增。補充營養前，一定要補「對」知識，讀完這本書後，想必會有「眾裡尋他千百度，驀然回首，那人卻在燈火闌珊處」的感覺，原來「對」的營養飲食對癌症治療是那樣重要，也是那樣平易近人、垂手可得。

基隆長庚紀念醫院內科部部長暨血液腫瘤科主治醫師
黃光揚

【作者序】

營養，是抗癌成功的關鍵！

在上一本書《疾病，不一定靠「藥」醫》中，我介紹了營養醫學在疾病治療上的神奇療效，並接觸到很多讀者的熱情迴響，從醫學界到大眾病患都有，大家對於營養醫學的期待，成了我再接再厲撰寫本書的最大動力。原因無他，因為營養對癌症病患來說實在是太重要了，但它卻被大大地輕忽了。

癌症可不可怕？見仁見智，但我想提醒大家的是，其實很多癌症病患並不是被癌細胞打敗的，而是因為體力不支、營養不夠、免疫力下降而失去寶貴的生命。因此，提供癌症病患最好的營養處方，是我現階段最重要的使命，畢竟「癌症病患不能等」！

癌症到底有沒有得醫呢？在很多人談癌色變的現代，主流醫療，如手術、化療、放療等效果因有局限性，因此大多數的癌症患者都希望尋求輔助療法的可行性，而其中營養醫學的接受度最高，也是臨床上被證實最有幫助的一種，因此我希望能夠藉由這本書，讓更多癌症患者及家屬知道，透過營養醫學的方式，可幫助癌症患者正確補充身體所需營養，全面提升自己的抗癌戰鬥力。

由於癌細胞非常複雜及狡猾，因此我認為唯有整合主流療法及輔助療法才是真正的抗癌之道。所謂的輔助療法，就是在主流醫療的基礎下，提升身體抗癌力及降低因手術、化放療及標靶治療的副作用，幫助癌症患者擁有最大的療癒能量，因此本書除了針對不同癌症提供最佳的營養處方建議外，亦針對接受主流醫療療程的患者，提供可以減緩副作用傷害、提升治療效果的特殊處方建議。

為了能讓各位讀者更清楚明白，我在本書中特別以淺顯易懂的文字來加以說明，不同癌症的特性、主流醫療及輔助療法的差異及對患者的療效，希望能夠達到解惑及宣揚的成效。

本書共分成以下幾個部分：前言、Part 1 介紹正統療法的利與弊、Part 2 介紹營養療法的神奇療效、Part 3 介紹不同癌症的營養處方、Part 4 介紹防癌及抗癌營養素、結語。如果你想要全面了解營養醫學的話，那麼建議你從頭開始完整研讀本書，但如果你已是癌友的話，建議可從第 Part 2、Part 3 開始閱讀，針對自己的癌症及正接

受的主流療法來尋求營養處方，快速提升自己的抗癌能量。另外，如果你是癌症高風險群或想預防癌症的讀者，那麼 Part 4 可以提供你營養素的功能、禁忌、劑量等建議。

身為醫療專業人員，我知道癌症的知識正不時地更新，營養醫學的應用也是百家爭鳴，但我希望透過我臨床及專業研究上的成果，為你及你的家人提供最好的營養照護建議，幫助每一個抗癌戰士擁有最好的抗癌武器及養分。但最後，我還是要特別提醒各位讀者，由於每個患者的癌別、體質、治療不同，絕不能看著書上的處方箋就照表操課，務必要事先詢問營養醫學專業醫師及營養師的意見來做調整。

回想過去每天忙於看診、手術、教學、行政，下班回家後就躲在書房中，參考許多論文資料，一個字一個字地敲著鍵盤，如果沒有相當的支持力量，我是無法完成這本書的。我要感謝澄清醫療體系總院長林高德博士以及中港分院張金堅院長的支持、弘光科技大學營養醫學所創所所長陳伯中教授及營養醫學權威夏滉博士的指導、新自然主義公司發行人洪美華、總編蔡幼華以及編輯錢滿姿小姐的不吝指教及辛苦審稿，以及科瑩健康事業有限公司陳佩玉營養師及王麗婷小姐的協助，當然也要感謝我的家人，父母親每日的叮嚀提醒、妻子鳳玲的全心支持、子女的懂事獨立，讓我能在繁忙的醫療業務下完成這本書。最後，祝各位抗癌成功、幸福快樂！

本書作者，澄清醫院中港院區營養醫學門診主任
劉博仁

【前言】

抗癌之路，你做好準備了嗎？

很多患者在得知自己罹患癌症後，第一個反應都是：「為什麼會是我？」我還記得五年前一位四十五歲的好友突然被宣判已是腎臟癌末期，他痛苦地對我說，他既不抽菸也不喝酒，只是經常腰部隱隱作痛，當初還以為只是打球扭到腰，怎知聽我提醒作了檢查後竟然已經是腎臟癌末期了，就算接受化療放療也無法控制住病情，才短短四個月就離開人世。

沒錯，癌症就是這麼可怕，它可能折磨你很久很久，也可能很快就奪走你寶貴的生命。但為什麼會得到癌症呢？這麼多年來，醫學界努力研究後發現，其實造成癌症的原因是多重的，而且促發各種癌症的原因也都不太一樣。根據世界知名的英國流病及公衛大師佩托（Richard Peto）於一九九七年提出的癌症相關因子分析，致癌的可能因素由高到低依序為飲食（三五％）、香菸（三〇％）、傳染病（一〇％）、性與生產（七％）、職業（四％）、酒（三％）、日光照射（三％）、公害（二％）、醫療用品（一％）。然而這些危險因子會隨著國家、種族、地域、不同癌症而有所變動，因此也不一定完全適用在我們台灣人身上。不過，我想要特別提醒各位讀者的是，飲食的問題絕對不容忽視。

你不可忽視的致癌原因

大家都知道，我的專業之一是營養醫學，也希望可以從我這兒得到許多抗癌的營養處方，來幫助自己或是家人對抗癌症的傷害。可是，在我開始介紹營養處方前，我認為更重要的是，你必須了解自己或是家人是怎麼得到癌症的，如此一來，才能夠真正知道如何對抗癌細胞。

以下，就是造成罹癌的主要風險因子：

I. 飲食：

⊙飲食習慣與肥胖是不可分的，目前已經知道高脂肪、低纖維食物與乳癌、大腸癌、攝護腺癌、卵巢癌、子宮內膜癌、膽囊癌有關。通常高脂肪食物指的多是高脂肪的紅肉，因為其所含的飽和脂肪是促進發炎的油，且根據研究指出，飽和脂肪會促進胰島素增加，而胰島素又是許多癌症的促發因子，所以吃進太多紅肉，其危險不單是膽固醇過高的問題，也是上述癌症的風險因子，不可不防。此外，低纖維指的是平時攝取較少的蔬菜水果，造成糞便體積減少，腸內壞菌增加，毒素及油脂容易從腸道吸收進入體內，促進癌變以及胰島素升高，如此也與癌症發生有關。

⊙一般的蔬菜油大多是Ω－6多元不飽和脂肪酸，這種油一旦攝取過多將造成與Ω－3多元不飽和脂肪酸失衡，產生促進身體發炎的激素，進而造成腫瘤形成。

⊙植物氫化油，也就是俗稱的「反式脂肪」也是要不得的。我們常吃的甜點、糕餅、爆米花、炸薯條、洋芋片、部分飲料等都含有這種油，雖然讓食物的味道更好，卻也是造成心血管疾病、過敏、部分癌症的危險因子，因此在日本甚至有「死油」之稱，而我則喜歡說反式脂肪是「香甜的塑膠」，以提醒朋友能避就避。

⊙含高精製糖的飲料或是食品，容易使細胞產生過多的醣化末端產物（advanced glycation end products, AGEs），進而促進糖尿病形成及不利其控制，而且產生的自由基還會造成細胞能量發電廠「粒腺體」的老化，對於癌症的形成有推波助瀾的效果。一般我們用來篩檢癌症的正子造影，就是利用帶正子之氟－18標幟在去氧葡萄糖上，然後再去偵測器官組織利用葡萄糖的過程，因為癌細胞分裂快，特別需要葡萄糖，因此可利用此特性來偵測癌細胞。換句話說，一旦身體攝取過多的精製糖類，不但容易肥胖，還容易使癌症細胞分裂加速。

⊙黃麴毒素是一級致癌物質，與肝癌、腎臟癌、胃癌有關，尤其是肝癌。有一位和我熟識的肝膽腸胃科醫師對我說，台灣肝癌患者如此多，和吃了遭污染的花生粉或花生醬、豆腐乳、臭豆腐、玉米甚至咖啡豆等食品脫不了關係。

⊙食品添加劑或是防腐劑更是未知的潘朵拉盒子，像是香腸、火腿、熱狗、培根等食品內含亞硝酸鹽這種防腐劑，會與許多含胺食物在腸胃道中形成亞硝胺，而亞硝胺與胃癌、肝癌、食道癌、胰臟癌、肝癌都有關。例如苯甲酸鈉會被抗氧化劑維生素C還原成苯，而苯與血癌有關，換句話說，如果吃了含防腐劑的維他命，對身體的殺傷力恐怕比沒吃還大，不可不慎！

⊙重金屬污染已被證實會造成神經系統、腎臟泌尿系統、心血管系統、造血系統疾病，因此像是鎘、砷、汞、鉛等重金屬慢性中毒都與膀胱癌、肺癌、皮膚癌、血癌有關。但比較令人擔憂的是，我們日常生活中的食物甚至中藥，經常被檢驗出有重金屬污染，因此在食用上不得不防。

⊙其他致癌毒物，像是多氯聯苯會導致肝癌、胃癌、惡性肉瘤，世紀之毒戴奧辛會造成惡性肉瘤、惡性淋巴瘤等，都是非常可怕的。

2.菸：抽菸致癌已是眾所皆知的常識了，尤其是支氣管肺癌，不管是一手菸或是二手菸都具相當程度的致癌性，近來又特別強調三手菸的危害，意指香菸燃燒後附著在周遭環境如窗簾、地毯、衣服、家具上，其含有重金屬或是有毒粒子，會對身體有相當大的影響。其他如口腔癌、咽喉癌、食道癌、胰臟癌、乳癌、胃癌、膀胱癌、腎臟癌甚至血癌，也會因吸菸而增加罹患機會。

3.感染及發炎：與癌症相關的病毒感染，包括國人熟知的B型及C型肝炎病毒導致肝癌，以及其他如人類乳突病毒（HPV）造成子宮頸癌及口腔咽喉癌、EB（Epstein-Barr）病毒與鼻咽癌、胃幽門螺旋桿菌與胃癌、人類T細胞白血病病毒與白血病（血癌）、埃及血吸蟲與膀胱癌等。

4.荷爾蒙類：例如雌激素與子宮內膜癌、乳癌、卵巢癌、陰道癌有關，雄性激素與攝護腺癌的關聯都是已經確定的，不過麻煩的是環境荷爾蒙，尤其是牛、豬、雞肉類甚至是牛奶、乳製品都經常被檢驗出含有荷爾蒙。此外，像之前鬧得滿城風雨的塑化劑以及瘦肉精等都算是人工荷爾蒙，當然塑膠製品的氾濫也是環境荷爾蒙的來源之一，所以如果這些人為的疏失不改善，則未來包括乳癌、子宮內膜癌、卵巢癌、攝護腺癌的比率一定會持續攀升。

5. 職業：像是職業中會接觸石棉者，容易造成肺癌及肺肋膜間皮瘤，其他只要是在職場中容易接觸到某些特定物質，像是甲醛、苯、農藥等，都可能引發不同癌症。

6. 酒精：過量酒精也是促癌因子，包括口腔、咽喉、食道、胃、大腸直腸、胰臟、肝臟、乳房等部位的癌症。

7. 檳榔：嚼食檳榔已經證實與口腔癌、咽喉癌、食道癌、胃癌、肝癌有關，其中的檳榔子、黃樟素、檳榔鹼都是致癌物，因此不要吃比較好。

8. 輻射或紫外線：紫外線會造成皮膚癌，而輻射與血癌、淋巴癌有關，電廠、變電箱、手機電磁波也有越來越多證據與腦神經惡性膠質瘤有關，像二〇一一年世界衛生組織（ＷＨＯ）就已經宣布，電磁波是屬於「２Ｂ級可能致癌物」。

9. 基因：許多癌症的發生與遺傳基因的變異有關，簡單說，「致癌基因」表現出來與癌症發生有關，例如 ras、myc、erb 等基因即是。相反的，「抑癌基因」則會幫助修護基因防止癌症發生，例如 Rb、P53、BRCA-1 及 BRCA-2 等，其中著名的乳癌相關抑癌基因，就是 BRCA-1 及 BRCA-2。

10. 其他：例如不愛運動會造成肥胖，並且免疫力下降，也與癌症發生相關；而長期憂鬱、悲傷、沮喪、自律神經失調等，也會造成整個身體的內分泌、免疫系統失衡，降低自然殺手細胞（NK cell）殲滅癌細胞的功能，促使腫瘤發生。

你一定要了解的癌症分類及分期

得到癌症雖然很不幸，但與其自怨自艾，不如積極治療來爭取存活的希望。想要成功抗癌，你還得了解自己的癌症狀況，首先要知道的就是屬於哪一種癌？第幾期？如此才能知道自己將面對哪些後續治療方式以及存活率。

一般說來，癌症的分類會依照癌細胞的分化來源分為：

●**上皮癌（carcinoma）：**大多數的癌症都屬於這類，又可細分為鱗狀上皮細胞癌以及腺癌，會發生在皮膚、口腔、咽喉、食道、消化道、泌尿系統、乳房、甲狀腺等，一般會順著淋巴或是血液轉移。

●**白血病**（leukemia）：即俗稱的血癌，是血液或是骨髓中白血球不正常增生所引起。

●**骨髓瘤**（myeloma）：這種惡性腫瘤是原發於骨髓中的漿細胞。

●**淋巴癌**（lymphoma）：這是發生在淋巴腺系統的惡性腫瘤，部位包括頸部、鼠谿部、腋下、胸腔中間的縱膈腔、脾臟或是腸子周遭等，大致分為何杰金氏（Hodgkin）及非何杰金氏淋巴癌（non-Hodgkin）。

●**肉瘤**（sarcoma）：這是一種相當少見的惡性腫瘤，原發自軟組織的骨頭、肌肉、血管等。

知道癌症的種類後，接下來還需要知道癌症分期，這可以幫助你了解癌症侵犯範圍、嚴重程度及未來治療方向。目前國際上有兩套著名的分期系統，一個是國際癌症聯盟（UICC）的，另一是美國癌症聯合委員會（AJCC）的，自一九八○年以後逐漸合而為一，是目前大多數醫生都採取的癌症分期治療系統。

一般說來，癌症分期會考慮下面三個要素：

● **T**（**tumor**）：代表原發腫瘤的大小和局部侵犯的程度。

● **N**（**lymph node, LN**）：表示腫瘤局部區域淋巴腺蔓延的程度。

● **M**（**metastasis**）：是否有遠端轉移。

醫師會依照這種TNM分期系統，將腫瘤侵犯程度分為第一期至第四期。通常第一、二期指的是局部早期，第三期則表示嚴重局部侵潤，第四期通常已有轉移現象。但我要提醒各位讀者的是，每一種癌症分期方式都不一樣，你必須跟醫師仔細確認自己的癌症期別。以乳癌來說，零期即原位癌；第一期指的是腫瘤在二公分以下；而第二期是腫瘤在二公分以下，但有腋下淋巴轉移，或者是腫瘤在二至五公分；第三期是腫瘤大於五公分，而且腋下淋巴結有癌轉移或胸壁皮膚及乳房下的肌肉有癌轉移；第四期則已經有其他器官轉移，如轉移至骨骼、肺、肝、腦等。

在了解癌症的起因、類別和分期意義後，相信你對「敵人」已經有更深的認識了，現在，就讓我們一起展開這場抗癌戰役吧！

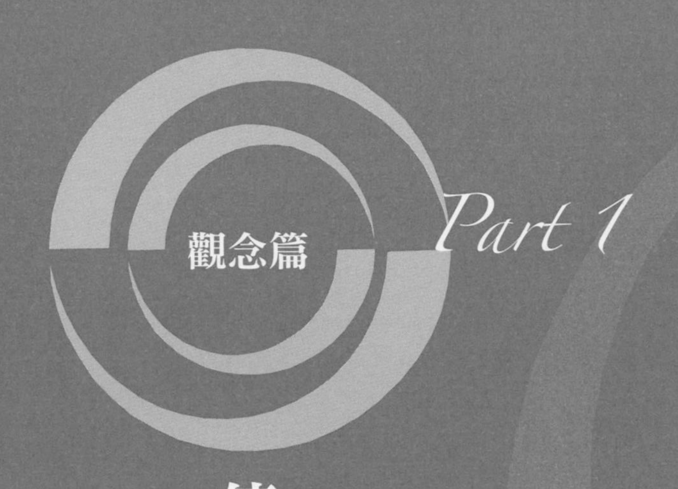

傳統抗癌×抗癌新選擇

癌症已連續三十年蟬聯台灣十大死因榜首，且罹癌人數和死亡人數年年攀升，讓人聞癌色變。站在醫療現場的第一線，我明白癌症患者的不安，但也焦急於很多的患者用錯方法，徒勞浪費最好的黃金時期，讓病情在唉聲嘆氣、怨天怨地中迅速惡化。

其實癌症不是絕症，如何選擇適當的療法？有沒有可以提升療效的輔助療法？都將是決定抗癌是否成功的第一步。

在門診中，我每天都有機會接觸不同的癌症病友，他們的病情不太一樣，有的是初期、有的是中期、有的是復發，還有的是已經發現太晚了。在和他們一起對抗癌症病魔的這些年，我有一個很深的感觸，那就是想要成功抗癌，很重要的一點就是正面去接受罹癌這件事，因為唯有你願意正視它，才能夠積極地搜尋資訊，採取最適當、最適合自己的抗癌方式。

萬一你不幸罹癌了，抗癌的第一步，就是必須了解，你將會面對哪些治療，這些治療對你又有哪些影響。

抗癌主流療法：手術、化療、放射治療、標靶治療、荷爾蒙治療

癌症在台灣已經不算是一種新的疾病，由於罹癌人數年年急速成長，因此在主流醫學方面，已經有一套相當完整的癌症治療步驟。不論你現在是癌症患者、病友家屬，還是想要了解抗癌的相關資訊，你都應該要了解現階段國內醫學界所採取的治療法，這包括：手術切除腫瘤、化學治療、放射治療、標靶治療、荷爾蒙治療等等。

抗癌小筆記

主流醫學的抗癌標準流程

一旦患者被宣布罹癌，醫師會盡快幫其確定是第幾期（這很重要），然後與相關科別的醫師開會討論患者病情，包括腫瘤外科（負責手術）、血液腫瘤內科（負責化療）、放射腫瘤專科（負責放射治療）、放射診斷科（負責影像學判斷）、病理科（負責病理組織判讀）、營養科（負責患者營養）、癌症個案管理師（負責患者排檢、追蹤、衛教）等，等大家獲得一致的結論後，就會提出治療建議，如果病患的病情出現變化或是治療出現任何併發症，整個癌症醫療團隊就會在下一次會議中提出來討論。

一、手術治療

除了淋巴癌、血癌、骨髓瘤以外，大多數罹癌患者所要面對的第一個重點主流療法，就是：手術切除腫瘤。這是治療體內惡性腫瘤的不二法門，重點是在安全的前提下切除病灶，如果醫師發現癌症有鄰近的淋巴轉移現象時，就會進一步切除部分淋巴結。通常如果在手術切除腫瘤的過程中，對於人體外觀破壞過大，例如乳癌的全乳切除等，有時還需整型外科醫師同時進行重建手術，以免患者無法接受身體外觀上的劇烈改變。

手術切除是國內治療癌症最傳統、常見的作法，不過，手術的意外相當多，一旦手術切除的過程中發生意外，或是成效不如預期時，這時再來抱怨醫師為什麼在術前沒有說清楚，已經來不及了，因此我建議最好在手術前就和外科醫師做完整的溝通。你或許會抱怨，我是初次罹癌，很多細節都不清楚，不知道要問什麼。那麼我建議你務必和外科醫師就下列細節進行完整的溝通，幫助你了解這次手術對你的意義。

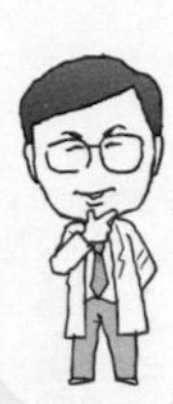

【手術治療前的問題清單】

●手術的成功機率是多少？

有些人會期待手術切除後，可以完全和癌症說掰掰，但事實上，很多時候得要等到上了手術台，醫師才知道癌細胞在體內的擴散情形。因此事先了解成功機率是很重要的，以免因過度期待而造成心情上的極大落差。

●萬一手術失敗的話，醫師的救援方式為何？

任何手術都會有風險，不用擔心術前問這個問題會不吉利，相反地，先問清楚反而可以讓自己更有心理準備。

●有哪些可能立即出現的併發症，而延遲出現的後遺症又有哪些？

例如大出血、傷到重要神經的可能性？還是併發其他感染時，該怎麼辦呢？這些都需要醫師提出說明。舉例來說，在切除甲狀腺腫瘤時，會不會傷到發聲神經呢？如果傷到的話，醫師有沒有想過要如何補救呢？千萬不要等到手術後，才驚覺為什麼醫師對於這些問題都沒有說清楚。

●手術會破壞外觀嗎？程度多大？會影響功能嗎？

這點在術前請務必先弄清楚，因為術後外觀變化太大往往也是醫療糾紛的主因。我記得二十五年前當實習醫師時，一位患者因乳癌切除整個乳房，當第一天打開紗布換藥時，這位四十歲的女士當場淚如雨下，因為她並不知道醫師會將她的整個乳房切除，一時情緒失控完全無法接受。除了乳癌要問清楚切除的範圍有多大？是否可採行乳房保留手術等外，其他像是口腔癌患者在手術過程中，必須從其他部位取皮肉補到臉部，因此術後會有顏面腫脹變形的問題，而口腔咽喉腫瘤手術後也很有可能影響呼吸及吞嚥的正常功能，有的還可能需要做氣切手術，而這也有分暫時或是永久性的。其他像大腸直腸癌手術是否需要做腸造口？……，這些手術的過程都可能會對身心造成傷害與影響，因此在術前務必要充分溝通。

●需要一併切除鄰近淋巴組織嗎？

癌症手術時，醫師最擔心的就是腫瘤出現鄰近淋巴組織轉移，所以醫師在切除腫瘤時，也會盡量斬草除根。例如乳房外科醫師會採用前哨淋巴腺切片的作法，如此一來就可以避免不必要的大範圍腋下淋巴切除所造成的上肢淋巴腫脹併發症。對於頭頸癌患者也會施行頸部淋巴廓清手術，胸腹腔手術也可能同時切除鄰近的淋巴腺。問清楚醫師打算怎麼做？或可能的選擇方式？是保護自己也是了解醫療對自己影響的重要問題。

●是否有最新的手術方法？可以切除得乾淨嗎？

例如近年來相當熱門的內視鏡微創手術，就是一種新的選擇。但是否可採行這種方式，就必須要先和醫師充分溝通。以胸腔手術來說，若想用微創手術來切除腫瘤的話，腫瘤一定要小於六公分比較好。

●手術前需先做化療、標靶治療或是放射治療以縮減腫瘤體積，以利手術切除嗎？

每一個癌症病患的狀況不一樣，甲的治療流程不一定適合乙，因此和醫師一起配合，找出最適合自己的醫療方針才是最重要的。

除了和醫師做好術前的溝通外，最後我要提醒各位讀者的是，手術前後的營養對於手術的成功與否有相當直接的關聯，尤其是頭頸癌、食道癌、胃癌、腸癌的手術一定要注意營養的吸收及補充，否則快速暴瘦將會不利免疫力以及接下來一連串的抗癌之路。營養對於抗癌到底有多重要，我將在下一章節中詳細說明。

二、化學治療

化學療法一般簡稱為化療，簡單來說，就是利用癌細胞分裂速度比正常細胞快的特性，注射或是口服具有毒殺癌細胞作用的藥物。

理想的化療藥物能抑制，甚至殺死癌細胞，但問題是這些毒殺癌細胞的藥物並無法分辨正常細胞或是癌細胞，因此一旦開始化療，我們體內的正常細胞也會受到波及，並產生許多讓人聞之色變的副作用，如感染、掉髮、口腔潰瘍、噁心、嘔吐、貧血、虛弱、疲倦等。有些特定藥物還可能傷及心臟、肝臟、腎臟、神經、膀胱、生殖細胞、骨髓等。

目前化療藥物約有一百種，比較常用的約三十種，使用時機分成手術前、手術後及合併放射治療等等。但要提醒讀者，採用化療與放射療法合併的作法時，對人體的副作用會更大、更嚴重，如果患者的體力不好、營養不足，有可能就撐不過去，因此醫師會考量患者體力來做調整，建議讀者一定要先有這個基礎的認知，才不至於受到不當的醫療對待。

另外，對於化療，很多人最關心的就是副作用的恢復時間。一般說來，停藥後，腸胃道約一至二週、骨髓功能約三至四週、頭髮重新長到不需戴帽子或是戴假髮約需數個月。但如果是因為化療過程產生的自由基對心臟細胞的傷害，可能就會產生無法回復的心臟病變了。因此，我建議如果接受可能造成心臟等器官毒性的化療時，應該要適時補充抗氧化劑如Q_{10}等，以減少化療帶來的併發症。（化療時的營養補充，我將在本書 Part 2 完整說明。）

三、放射線治療

放射線治療簡稱放療，但也有人稱為「電療」，其實這種說法是不對的，因為會讓罹癌患者以為是用「電」的，容易心生畏懼而拒絕治療。放療的原理其實是利用高能量的放射線，包括傳統的鈷六十照射或是現在的直線加速器產生的X射線，來促使分子及原子產生能量以及自由基反應，進而破壞癌細胞內的細胞核，使其DNA斷裂，進而促成癌細胞凋亡，防止癌細胞繼續分裂生長。

抗癌小筆記

放療種類知多少

因為每家醫院所採用的放療機器種類不同，因此也就創造出許多新的名詞，像是快活刀、電腦刀、銳利刀、螺旋刀、光子刀等，這些都屬於放射線治療。通常一次的療程是三十五次左右，約七週完成。但更新的技術，如X射線電腦刀，以多達上千個不同角度的立體定位照射，因此療程可以縮減到一至五次，更是放射治療的一大進步。

很多人聽到用高能量的放射線照射，直覺會認為應該很痛，但這其實是誤解。通常一般的放射治療並不會產生疼痛感，比較麻煩的反而是放射治療所帶來的副作用，包括照射範圍的皮膚紅疹、毛髮脫落、口腔黏膜潰瘍發炎、白血球數目降低、體重減輕等。雖然大多數的副作用都會隨著療程結束後慢慢恢復，但不能忽略的是在數月甚至數年後陸續產生的長期後遺症，尤其是頭頸癌患者，將會有口乾、頸部肌肉纖維化、吞嚥困難、聲音沙啞、吃東西容易嗆到等問題。因此，你若要接受放射治療，不管部位是頭頸、胸腔、腹腔、骨盆腔、乳房、腦部等，建議你必須跟放射腫瘤科醫師密切配合追蹤，不要以為做完就可以了，因為最困擾的後遺症是治療後才出現的。

還好，隨著放射治療技術的進步，例如可順著腫瘤形狀治療而減少傷到正常組織以及增加劑量以縮短治療次數，加上只要能隨時注意復健和補充適當的營養素，如麩醯胺酸等，就可以大幅度降低併發症（我會在本書 Part 2 進一步說明）。

四、標靶治療

標靶治療，英文是 target therapy，這裡的「target」有目標、靶心的意思，換句話說，這類藥物能直接針對癌細胞作用，不太會影響到正常細胞以及造血細胞，因此較能讓患者接受。目前的標靶治療藥依分子大小，分為小分子以及單株抗體，使用方式有注射以及口服。

例如可使用在肺癌、肝癌、大腸直腸癌的「癌思停」，就是抑制血管增生的單株抗體類藥物 Bevacizumab，可抑制血管新生，達到阻斷癌細胞養分的通路，理想目標是「餓死癌細胞」。又如乳癌患者所使用的「賀癌平」（Trastuzumab）可作用於HER-2基因，延緩乳癌惡化程度。另外用於大腸直腸癌、頭頸癌的「爾必得舒」

（Cetuximab）則是針對癌細胞的表面抗原，阻斷癌細胞的訊息傳遞。

雖然標靶治療藥物很少有副作用，頂多就是皮膚疹、皮膚過敏、腹瀉等輕微副作用，但這些標靶藥物的價格非常昂貴，舉例來說，用於肺癌的「艾瑞莎」（Gefitinib）一年約需台幣五十五萬，治療肺癌、胰臟癌的「得舒緩」（Erlotinib）一年約台幣七十萬元，治療乳癌的「賀癌平」一年約七十至八十萬台幣，用於大腸直腸癌、頭頸癌的「爾必得舒」甚至一個月就要花上十五至二十萬。很多患者在聽到標靶藥物的價格後，紛紛打了退堂鼓，除非能申請到健保補助，否則對家境不寬裕的家庭來說，這無疑是沈重的負擔。

但我必須在此慎重地告訴你，雖然標靶藥物的成效不錯，但它並非萬靈丹。有些研究發現，採取單一放療、化療或是合併化放療的作法，在某些癌症的治癒率上甚至勝過了標靶治療，因此建議讀者不要過度迷信標靶治療，應該與腫瘤科醫師仔細討論最適合自己的癌症治療法才對。

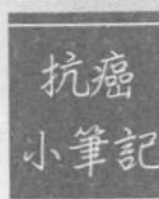

標靶治療的局限性

要知道，標靶治療有其局限性，例如有些癌症必須先分析基因受體才能知道是否適合使用標靶治療。例如乳癌細胞是HER－2陽性才可以用「賀癌平」，有CD20受體的B細胞淋巴瘤才可以使用「莫須瘤」（Rituximab），肺癌轉移的EGFR基因變異若呈陽性反應時，使用「艾瑞莎」及「得舒緩」才有較好的反應，而轉移性結直腸癌的患者其KRAS基因變異呈陽性時，「爾必得舒」就不太適合使用了。因此，標靶藥物絕對不是萬靈丹，有時也無法完全取代手術、放療以及化療。

五、荷爾蒙療法

提到荷爾蒙療法，就必須先講個一百多年前醫學家的小發現。在當時，有醫生發現，部分乳癌患者在切除掉卵巢後，乳癌腫瘤竟然也神奇地縮小了，而男性在切除睪丸後，前列腺也發生萎縮情形，因此打開了荷爾蒙療法的研究之門。站在現代醫學的角度來看，當初的神蹟其實是有跡可尋的。因為某些癌細胞表面有荷爾蒙接受器，這些接受器好比「鑰匙孔」，而雌激素或雄性激素就像鑰匙，當這些細胞或是癌細胞的鑰匙孔被荷爾蒙鑰匙打開後，就會引發細胞內一連串的DNA連鎖反應，包括複製增生，也就是腫瘤形成。讀到這兒，你是不是發現了荷爾蒙與部分癌症的相關性了呢？沒錯，想避免癌症，我們平時就應該避免接觸或吃進荷爾蒙，像是吃遭受荷爾蒙污染的肉類或是觸碰環境荷爾蒙、塑化劑等，以免啟動體內癌細胞的密碼，提升罹癌機率。

舉例來說，乳癌患者的病理切片報告一定會有ER、PR、HER－2這些病理資訊，所謂的ER是指動情素受體，PR是黃體素受體，如果ER、PR是陽性時，醫師就會加入荷爾蒙抑制治療藥物來輔助治療效果，換句話說，就是用這類藥物把促進癌細胞繁殖的鑰匙孔堵住，達到抑制癌細胞復發或繁殖的效應。

以乳癌來說，不論是停經前或停經後的患者，均應接受五年的口服「泰莫西芬」（Tamoxifen）治療，但副作用是臉部潮紅和陰道出血或分泌物增加，另外也可能增加血栓性疾病及子宮內膜癌的危險。另外為了避免抗藥性的問題，因此醫界也建議乳癌患者，在使用泰莫西芬治療五年後，應繼續使用新一代的芳香環轉化酶抑制劑「復乳納膜衣錠」（Letrozole）治療至十年，以降低乳癌復發率，這些藥物目前健保都有給付。

同理，攝護腺癌的治療方法可以考慮雙側睪丸切除手術，或是服用抗雄性荷爾蒙睪固酮的藥物來抑制腫瘤，尤其是那些已經出現骨頭轉移的患者，合併荷爾蒙療法可以延長部分患者的存活率。

由於癌症是人類的世紀大敵，為了尋求更好的抗癌之道，除了上述幾個台灣常見的主流醫療法外，醫學界也積極研究、追蹤其他療法的成功率，如干擾素免疫療法、幹細胞移植、光動力療法、基因療法、腫瘤疫苗療法等等，希望有朝一日可以擺脫癌症的威脅。

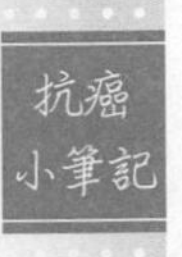

罹患癌症的五大心理反應期

一個人被宣布罹患癌症或者是面對死亡時，通常會經歷以下五種心理反應期：

一、休克與否定期：曾有一位被告知診斷確定為鼻咽癌的三十五歲女性患者，在得知自己罹癌後，有長達五分鐘的時間，面無表情地坐在門診椅上，醫師見狀，趕緊請癌症專科護理師陪在旁邊。等她回過神來後，她說出口的第一句話竟是：「你們這家醫院有問題，我不可能得到癌症，我以後不會到你們這家醫院了，都是庸醫。」當被告知自己罹癌時，很多人會當場面無反應或呆若木雞，接著會出現一些否定性的想法，像是：「不會，我不會那麼倒楣！」；「醫師一定診斷錯誤，我只是感冒造成脖子腫起來，怎麼可能是鼻咽癌？」等。

二、**憤怒期**：此時期患者心裡會充滿許多憤恨不平的情緒，像是：「為何是我，不是別人？」，「老天爺為什麼對我如此不公平？」儘管情緒起伏大，不過大多數人會慢慢調適到下一個時期。

三、**討價還價期**：很多患者在歷經憤怒期後，會開始出現討價還價的心理，暗自期待也許是這家醫院診斷錯誤，因此到處求診，希望會有奇蹟出現。另外，這時期的患者也可能會去各廟宇或是教堂尋求神明或是神職人員的「拯救」。曾有一位五十五歲的女性鼻咽癌患者來找我時，就帶了四家醫學中心的病歷摘要，我看了一下電腦斷層，發現她至少是三期以上的惡性腫瘤，然而她因為拒絕接受加上討價還價的心理，雖然三個月內看了四家醫院，卻未曾接受過任何一家的進一步切片檢查，結果半年後就因鼻腔大出血而往生了。

四、**憂鬱期**：如果患者出現沒食慾、沮喪、提不起任何興趣、絕望、失眠、情緒低落到谷底等情緒反應時，通常就表示該患者進入了憂鬱期，這時期對患者的治療成效、生活品質有很大的影響。我記得有位罹患二期肺癌的五十五歲男性患者，在經過了肺葉腫瘤切除手術後，從七十一公斤暴瘦到六十公斤，在營養師會診後仍無法提升他的體重，因此無法進行後續的化療療程。在家人的陪同下，他來我的門診諮詢營養療法，但我評估後，認為他得了嚴重的憂鬱症，因此請他先去找身心科醫師看診，經過調理後，終於順利度過憂鬱期，最後再經過營養醫學療法後，體重恢復到六十六公斤。

五、接受期：通常這一時期，大多數的患者已能坦然面對罹癌事實，因此大多能配合治療，也能理性思考，對醫師的建議大多能夠配合。

抗癌小筆記

癌症家屬陪伴原則

如何陪伴與面對罹癌的親人，是很多家屬的困擾，什麼時候該表現關心，自己能提供哪些幫助，都不是件簡單的事。以下是幾個重要的原則，提供給讀者參考：

一、耐心傾聽：多聽聽患者的想法，包括接受各種治療的意願，千萬不要數落過去的不是，而是無私地盡力從旁協助。一位罹患二期喉癌的八十歲爺爺，在得知罹癌時，女兒及兒子不但每日傾聽老爸意見，而且盡量配合醫師治療，在辛苦地完成放射治療後，至今兩年情況良好。

二、**冷靜地與患者以及醫護人員溝通**：通常患者家屬過度無理、無法溝通時，反而會造成患者的壓力及挫折。我記得一位罹患口腔癌的六十八歲老太太，就曾經為了她那無理的女兒在診間大鬧，而感到相當不好意思，甚至還突然向我下跪，希望我原諒（其實我也於心不忍）。後來患者自覺過意不去而連忙轉院，最後不敵病魔而往生。

三、**多做功課協助蒐集必要資訊**：家屬可幫病患蒐集相關的資料，包括醫學書籍或是網路訊息，但切記要留意這些訊息是否有醫學證據，千萬不要相信來路不明的中草藥偏方。

四、**考量癌症患者知的權利**：有許多家屬不希望他們罹患癌症的長輩知道病情，甚至希望醫護人員在施行化療或是放射治療時也不要對當事人講出實情，以免增加罹癌者的心理負擔。但是根據統計，大多數罹患癌症者都希望被明確告知病情，就算到了末期，如能提前知道自己來日不多，也可以好好規劃保守治療，完成可實現的夢想，甚至安排身後事。一位七十五歲的榮民伯伯因為大腸癌四期接受化療，家屬帶他來營養醫學門診諮詢，消瘦的伯伯私底下告訴我，家人都瞞著他，不告訴他病情，只說要到醫院打消炎針，打得他胃口全無，噁心又拉肚子。其實他早猜到自己得了癌症，但他一點都不想化療，雖然他心裡明白這都是兒女的好意，但是他認為醫師跟兒女應跟他講清楚。我認為癌末時期，家屬往往要面臨更大的掙扎，到底要治療到何程度，都應該與醫師和患者好好溝通，千萬別以自己的期望而要求患者接受某些不必要的治療而徒增患者的痛苦。

主流療法之外的抗癌新選擇

提到抗癌，我想大多數讀者首先想到的就是主流療法，因為那是被普遍認同的療法，但是不論是手術、化療、放療甚至是標靶療法等，都有其限制及不確定性。對患者來說，只要有一線治癒可能的療法，都值得一試，那麼，輔助療法究竟可不可行呢？就我的觀點來看，既然被稱為「輔助」療法，就表示這是在主流療法之外，提供的另一種醫療選擇，以幫助患者提升抗癌效果。我建議各位讀者在嘗試任何一種輔助療法時，一定要和主治醫師商量，才能達到相輔相成、最好的醫療效果。

抗癌小筆記

什麼是輔助療法？

相對於主流療法，輔助療法其實有各種不同的意涵，以下三種是比較常見的名詞，先為大家加以釐清：

⊙**輔助療法（Complementary）**：指的是在你接受主流癌症治療如手術、化療、放療時，也接受如中藥、營養醫學等輔助療法來調整身體。

⊙**替代療法（Alternative）**：意思是指不接受正統的主流治療，而選擇接受其他療法來抗癌，例如能量療法、氣功、蔬果汁調理等。

⊙**整合療法（Integrative）**：就是合併手術、化放療以及其他療法，以達到身心靈整體療癒。

在台灣，關於輔助療法的選擇相當多，從我們熟知的傳統中醫、針灸、藥膳、整脊、推拿按摩到營養醫學、食療、蔬果療法、功能醫學、分子矯正醫學、自然療法、斷食、大腸水療、酵素療法、飲食療法、靜坐、冥想、氣功、催眠、瑜伽、花精療法、音樂療法、芳香療法、能量醫學、磁場療法、同類療法等等。在上述各種療法中，我個人非常推崇的是——營養醫學，在我多年的臨床經驗下，我看到它幫助許多患者輕鬆度過化療、放療的艱難過程。由於身體的營養是影響一個人能否順利抗癌的主要關鍵，透過營養醫學的營養配方，甚至能幫助癌症患者提升治癒率並找回生活品質。

此外，如果能夠在優秀的師父帶領下進行氣功、太極拳的練習也是很好的輔助方式。或自己做些甩手功，並視體力狀況，每日快走五千至一萬步來強化體能和下肢肌力，也是不錯的方式。

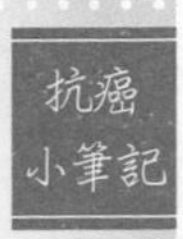

當心幌子療法傷財又傷身

雖然有些輔助療法可以彌補主流療法的不足，但是坊間也有很多不肖份子會利用患者及其家屬「姑且一試」的心態，過度吹捧神奇療效以行詐騙之實。像最近就有人替癌症患者在手臂內植入嬰兒臍帶，誑稱可以增加免疫力，甚至治癒癌症，結果造成該名患者手臂腫脹發炎，差點引發敗血症。事實上，這種侵入性又沒醫學根據的作法，不但不可能抗癌，甚至會產生致命風險，像是感染（B肝、C肝、愛滋病）、體內排斥等等，如果正在進行化療、放療的話，更會因白血球降低，而容易引發菌血症及敗血症。除了剛剛所提到的「臍帶植入法」外，還有乳癌患者誤信所謂的專家說法，堅持不採取手術、化療等正統方法，而改以酵素療法來「治療」癌症，因而產生了可怕的結果：癌細胞擴散全身。

我必須說，酵素是蛋白質類的營養補充品，其實是非常好的保健食品，可以減輕五臟六腑的消化負擔，尤其是肝臟、胰臟、胃腸等。然而，雖然酵素是人體運行、代謝、能量的重要轉換因子，但如果說它可以治癒癌症，那就真的是吹牛吹過頭了。這些經常在醫院附近兜售不明藥酒或是草藥的「幌子療法」不但奇貴無比，更會害患者吃出更多副作用甚至干擾治療效果，家屬以及患者務必要提高警覺才是。

輔助療法的抗癌奇蹟：營養醫學

上文中，在眾多抗癌輔助療法裡，我最推崇的就是營養醫學。而在我的上一本書《疾病，不一定靠「藥」醫》中，也曾深入介紹過「營養醫學」這個於一九七六年後，漸漸被重視的學科。

抗癌小筆記

促進健康的營養醫學

最先提出營養醫學概念的是美國醫療創新產業基金會主席費利斯博士（Dr. Stephen De Felice），他先於一九七六年將營養醫學定義為「食物或是食物部分物質可用來提供疾病的預防或是治療，以達到健康促進的學問」，之後又於一九八九年提出一個新的英文名詞——Nutraceutical，也就是結合 Nutrition（營養）加上 Pharmaceutical（藥用學），就是以營養素取代藥物來治療疾病的相關醫學。接著，一九九九年美國學者鄒塞（Zeisel）於《科學雜誌》（*Science*）重新闡釋 Nutraceutical 的定義，他認為營養醫學是從食物或是其他物質提煉出具有生物活性（bioactive）的物質，經過濃縮後，以明確劑量的方式作為營養補充，以促進健康。

營養醫學可以算是整合醫學（Integrative medicine）的一部分。而整合醫學，已經成為現代醫學的王道了，這一點從國內各大醫學中心越來越強調整合，結合外科、腫瘤內科、放射腫瘤科、放射診斷科、病理科、營養科等科別，以患者最大的整體利益來進行醫療的作法中可見一斑。

為什麼營養醫學這麼重要呢？這是有根據的。美國功能醫學之父布蘭德教授（Dr. Jeffrey Bland），在一九九三年於華盛頓州成立了功能醫學院，專門研究各種慢性疾病、癌症、抗衰老的營養醫學治療法，最後他發現「失衡」（imbalance）才是一切疾病的根源。而癌症患者也是身體細胞內失衡的結果，內容如下：

一、荷爾蒙及神經傳導物質失衡

乳癌、攝護腺癌、卵巢癌等和雌激素或是雄性激素過多，或細胞對此過於敏感有關，因此要預防或對抗這類癌症，就營養醫學的觀點要補充大豆異黃酮、十字花科萃取物吲哚（I3C）、維生素D_3、鈣、纖維素、琉璃苣油等。

二、氧化還原失衡及粒腺體病變（Mitochondropathy）

很多腫瘤的發生和粒腺體內氧化還原反應失衡有關，因為粒腺體氧化會累積過多自由基，造成細胞老化以及DNA突變，為了改善這種現象，最好可以補充各種抗氧化劑如維生素C、E、Q_{10}、葡萄籽、茄紅素、綠茶多酚、白藜蘆醇植化素、硫辛酸、SOD、鋅、硒、有機鍺等。

三、排毒及生物生化轉換失衡

腸道、肝臟、腎臟、肺臟、汗腺排毒機能不全失衡時，會造成身體毒物累積，誘發細胞腫瘤化，若能適當補充維生素B群、金屬硫蛋白、乳薊草、朝鮮薊、甜菜、荷蘭芹，則可以避免。

四、免疫失衡

通常，當基本的抗癌自然殺手細胞活性降低時，我們人體的免疫機能就會開始失衡，然後慢慢演變成免疫反應缺乏，造成癌細胞趁勢坐大，因此多補充免疫多醣體、大蒜精、益生菌、益菌原、鋅等就能幫助改善失衡現象。

五、發炎失衡

造成身體發炎的物質（例如反式脂肪或是過多Ω－6多元不飽和脂肪酸），會讓發炎細胞激素過多，使細胞訊息轉換失衡，導致一連串的細胞變異。若要改善，補充Ω－3多元不飽和脂肪酸EPA、DHA、亞麻仁籽油等，就能有效抗發炎。

六、消化、吸收及微生物菌叢失衡

一旦我們的腸道黏膜出現腸漏現象，或是腸道內壞菌過多時，就會造成體內毒素增加，進而促發消化道癌、肝癌、胰臟癌等。要改善則需補充益生菌、益菌原、纖維素、麩醯胺酸及維生素B群等。

七、細胞膜功能失衡

人體的細胞膜充斥著不同的接受器或是「鑰匙孔」，一旦這些細胞膜的鑰匙孔出了問題，就可能造成細胞內的訊息大亂，細胞DNA開始毫無節制地複製癌細胞。營養醫學可以提供抗發炎的Ω－3多元不飽和脂肪酸EPA、DHA、亞麻仁籽油，以及減少自由基破壞細胞膜的各類抗氧化劑，來重新調整細胞膜功能，幫助其恢復訊息正常化。

總而言之，營養醫學就是以許多不同營養素，包括維生素、礦物質、微量元素、草本植物、脂肪酸、多醣體、益生菌等，進行不同的配方組合，調整一個人身體的各項功能，矯治細胞失衡現象，以達到輔助治療癌症的功效，而不是只注意到基本的營養需求。

營養醫學對一個癌症患者的幫助有多大呢？我從病患的經驗中得到深刻的體驗。我記得有位五十二歲的食道癌三期患者特地從台北南下找我，因為他雖努力配合醫師建議，進行化療放療同步療法（CCRT），但在治療第四週時體力就難以負荷，幾乎無法完成療程。為了幫助他順利完成這療程，我為他規劃了加強抗癌的營養處方，除了強化基本營養配方外，也增加修復化放療所造成體內傷害的營養素，幫助他順利完成剩下的療程。追蹤兩年後發現，他除了有吞嚥稍嫌困難的副作用外，癌症暫時無復發跡象，這就是營養醫學的神奇之處，相信也是正統西醫追求癌症治療最佳結果的輔助療法。

別讓壓力成為抗癌阻力

從營養醫學的觀點來說，想要維持身體健康，我們體內所有器官、組織、細胞、細胞內都應處在動態平衡狀態（homeostasis），倘若我們的精神承受重大壓力，就會破壞這完美的動態平衡。雖然目前並無證據能證明壓力會直接導致癌症，但是長期處在壓力的環境下，的確會弱化我們的免疫系統，使得自然殺手細胞以及辨識癌細胞的樹突細胞反應減弱，無法勝任消滅癌細胞的任務，不利於癌症治療。

曾有位精神科醫師笑說：「愛到深處無怨尤，恨到深處長腫瘤。」而美國哈佛大學壓力處理專家賀伯（Herbert Benson）教授也曾表示，長期或是反覆的急性壓力會使得身體和精神承受不了，並且減少表現能力，終至嚴重危害健康。壓力對於癌症有多大影響呢？我曾遇到一位罹患肺癌四期的太太，她來找我做營養諮詢時對我說，因為不甘心和先生離婚，所以終日以淚洗面，持續處在憤怒的情緒下，結果沒幾個月就發現自己罹患了肺癌，而且已經是第四期了。另一個極端的案例是，一位在十年前罹患鼻咽癌，之後癌細胞轉移至肝臟的老伯伯，在經過放療、化療之後，因為成效不佳，醫師預期大概只能活半年了，儘管如此，我仍建議他去做讓自己覺得快樂的事，結果他就去租一系列的豬哥亮歌廳秀錄影帶，每日就開心地看和笑，結果居然與癌症和平共處了三年。雖然不能斷定癌症和壓力有絕對直接的關係，但是其嚴重程度卻和壓力與心情脫不了關係。因此，我認為看開、放下、紓壓，對癌症病患來說實在是太重要了。

在此，我建議不幸罹患癌症的患者務必要記住，紓壓對於抗癌是非常重要的，你可以藉由降低壓力的方式，改善並回復體內的動態平衡狀態，讓免疫系統好好幫助你一同抗癌，提供自體療癒的機會。如果你很幸運，平日很健康，我也建議你最好盡早為自己尋找適合的紓壓方式，不論是學習樂器、繪畫、書法、藝術欣賞、聽音樂、打球、冥想、瑜伽、氣功、宗教活動等都行，重要的是提供自己一個紓壓的管道，遠離疾病的風險。

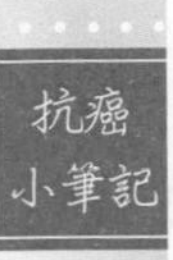

腹式呼吸能迅速紓緩壓力

如果你一時找不到適合自己的紓壓方式，我建議你不妨練習這個可立即學會又能迅速緩解壓力的作法——腹式呼吸紓壓法。作法很簡單，就是讓分隔胸腔及腹腔的橫膈膜向下拉，以增加胸腔吸氣容積。我建議初學者可以先將一手放在胸腔、一手放在腹部的肚臍上，當你呼吸時，要感受到腹腔前移的距離超過胸腔前移的距離才行。一開始可能沒辦法立即做到，但是多練習幾次後，你就能發現腹式呼吸所帶來的好處了。

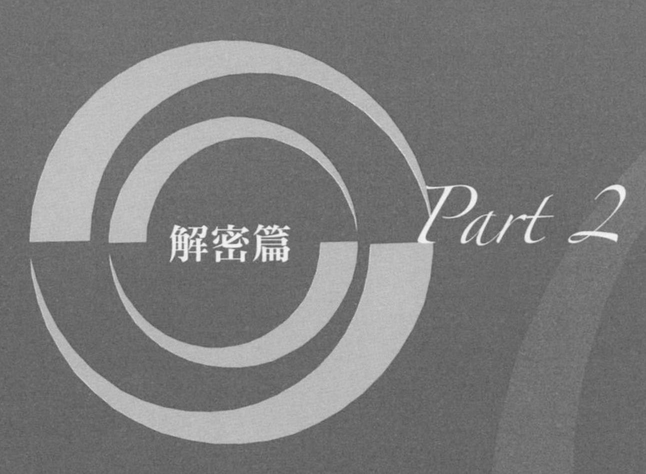

解密篇 Part 2

營養醫學助你抗癌成功

你知道嗎？很多癌症患者不是因為罹癌過世，而是因為營養不良、免疫力下降，引發各種併發症或敗血症而死亡的。

抗癌需要體力，而營養素是提供癌症患者抗癌的重要能量。不論是抗癌療程中提升療效、殺死癌細胞，還是避免、降低副作用及後遺症的傷害，甚至有足夠的免疫力、抗發炎能力來對抗癌細胞，營養都扮演了非常重要的角色。

在本章節中，我將告訴你，如何全面照顧好營養，幫助你順利抗癌成功！

癌症傳言的是與非

由於國人罹癌的比例相當高，加上有各式各樣的醫療方法，導致大多數國人對於癌症，往往在資訊不足、不正確的情況下有許多混淆不清的認知，因此在談如何利用營養抗癌前，我想先請讀者先問問自己，對於癌症、對於對抗癌症，你究竟了解多少？

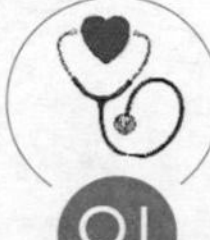

Q1 吃得太營養會讓腫瘤長得更快？ A：錯。

很多癌症病友都擔心吃得太營養會「養大」癌細胞，因此不敢多吃！有的人甚至會採用激烈的斷食或節食方式，想要「餓死」癌細胞。其實這是非常鋌而走險的抗癌路徑，因為一旦你開始斷食或是節食，癌細胞可能還沒被你餓死，你的正常細胞就先受到嚴重的波及。

事實上，身體的免疫系統會因營養缺乏，而變得容易受感染，甚至引發敗血症；骨髓造血系統也會因為維生素B_6、B_{12}、葉酸、鐵、鋅、鎂等元素不足，而出現貧血、頭暈、虛弱、疲倦、失眠等症狀。特別需要注意的是，如果你正在接受化療、放療期間或是剛動完癌症手術的前後，特別容易因為營養不足而引發副作用或是影響傷口癒合，就更可能造成死亡或是傷口併發症，所以千萬不要有這種想法。

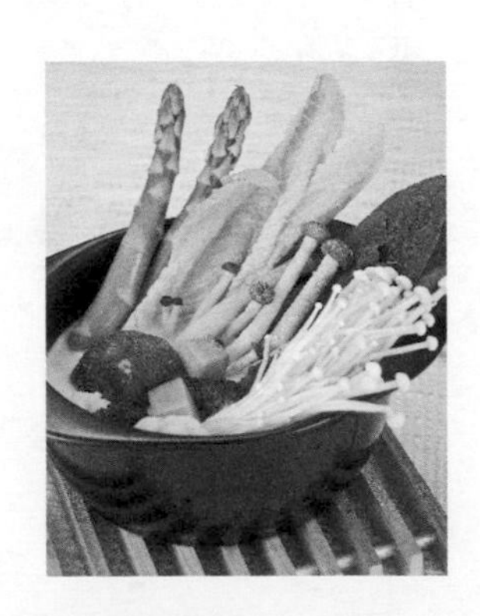

Q2 鴨肉、蝦蟹海鮮比較「毒」，癌症患者絕對不能吃？ A：錯。

許多癌症患者常認為鴨肉及海鮮類食物有「毒」，會影響身體傷口癒合的速度，甚至可能造成治療效果打折等後遺症，因此認定那是不好的食物。但我必須以醫師的專業告訴各位，這種說法並沒有科學根據。從營養學的觀點來看，鴨肉、海鮮類與豬、牛、羊、雞、魚、蛋等一樣，都被歸類在六大類食物中的「豆蛋魚肉類」，是富含高品質蛋白質的食物。稍後我會在本書中說明，為什麼在癌症治療的過程中，增加此類食物的攝取，將有助於手術傷口癒合及提升患者免疫力。

不過，因為四隻腳的紅肉以及雞鴨鵝皮含有過多飽和脂肪以及雌激素或污染物質，再加上攝取過多的紅肉也是部分癌症如乳癌、大腸直腸癌、攝護腺癌、卵巢癌等的風險因子，因此我建議在蛋白質的補充方面，最好多以去皮雞胸肉以及不同深海魚肉來補充，較沒有安全疑慮。

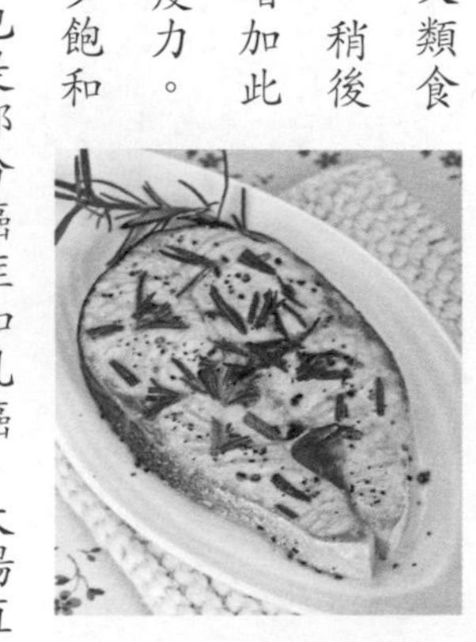

Q3 癌友忌吃「發物」，以免刺激癌細胞生長？ A：錯。

一般所謂的「發物」可解釋成特別容易誘發某些疾病（例如過敏、氣喘、皮膚濕疹等）或加重已發疾病的食物，常見有魚、蝦蟹、鴨、鵝、動物內臟、韭菜、香菇、竹筍、茄子、芒果等。

一般情況下，發物也是食物，適量食用對大多數人並不會產生不適或引發副作用；在臨床上，也並未發現病人因吃了某種食物而

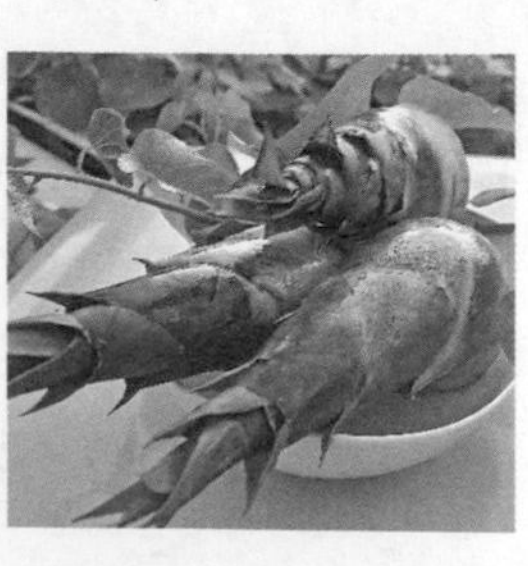

引發腫瘤復發的病例。倒是有不少患者因為沒有注意飲食調養而造成營養不良，導致體力不濟而無法承受化放療，最後反而被迫中斷治療。

要知道，癌症病友需補充高品質蛋白質，這些魚、蝦蟹、鴨、鵝等所謂的「發物」，本身含有豐富的蛋白質，對癌症病友來說是非常好的食物來源，只要避開雞鴨鵝的皮及內臟的話，基本上都可以食用。

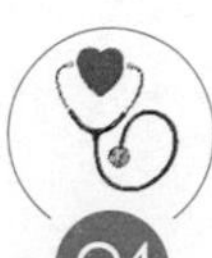

Q4 生機飲食能治癌？ A：錯。

千萬不要以為光靠生機飲食就能治癌，否則很容易因延誤治療而導致病情惡化。事實上，至今並沒有任何科學證據證實生機飲食可以治癌，更何況不吃肉，而只吃以有機蔬果為主的生機飲食，其實隱藏了許多你所不知的健康風險。

以生機飲食療法強調的全食物、生食的概念來說，最好可以將蔬果連皮帶籽一起吃，並盡量少烹煮，才能保留最大的食物營養價值，但這樣做的結果可能會讓接受化療或是放療的病人，一旦不小心吃進蔬果上的殘留農藥、蟲卵或細菌微生物等，會因為白血

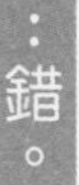

球過低而無法應付，導致遭受感染。此外，生機飲食中豐富的纖維質，會讓病患容易產生飽足感，進而吃不下肉類等優質蛋白質，可是，減少了這些蛋白質的攝取量，恐會導致病人營養不良、體力不支，甚至引發癌症惡病質，反而更不利於治療。所以如果想實行生機飲食療法的話，最好等癌症治療療程完整做完、血液生化檢查沒有問題後，再去試試看。

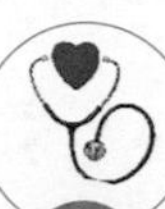

Q5 婦科癌症患者絕不可以攝取黃豆或是大豆製品？　A：錯。

很多人常擔心黃豆製品中含有植物雌激素，是否會促進乳癌、子宮內膜癌細胞生長？事實上，黃豆中所含的植物雌激素，也就是大豆異黃酮（Soy Isoflavones），是天然的植物抗氧化物質，普遍存在各種植物中，尤以黃豆的含量最高。近幾年陸續發現大豆異黃酮對於人體生理具有相當多正面的健康助益，包括抗氧化、保護心臟血管、預防骨質疏鬆、舒緩更年期不適症狀、抗癌等，實驗也發現大豆異黃酮可以抑制攝護腺癌細胞。

雖然大豆異黃酮的結構式類似人體的雌激素，但它本身並不

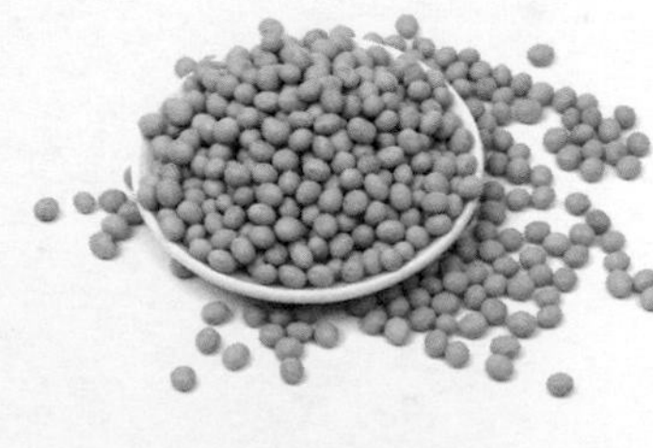

是真正的荷爾蒙物質，所以並不會造成或讓癌症更惡化。甚至還有研究指出，大豆異黃酮中的黃豆甘原（Daidzein）可抑制乳癌及子宮內膜癌細胞生長，同時具有抑制癌細胞血管增生的作用，有益於婦女保健。

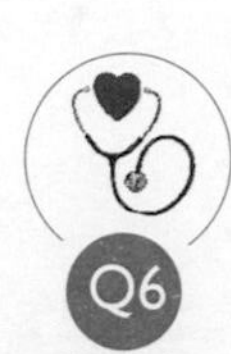

Q6 精製甜食會滋養癌細胞，所以癌症患者要少吃？ A：對。

甜食中所含的醣類物質能滋養我們身體內「所有的細胞」，包括正常細胞和癌細胞。醣類也就是碳水化合物，是人體主要的能量來源，每一公克可提供四大卡的熱量。從生理上來看，醣類可節省蛋白質轉換成一般的能量，而用來修補組織，同時還能協助脂肪正常代謝，防止發生酮酸中毒；醣類同時也是身體核酸、神經系統等重要的組成成分，所以醣類不一定都是不好的。但在抗癌這件事上，我們的確需要特別注意糖與癌症的關係。

根據《怎樣防治癌症》一書的作者名和能治醫師提出的看法：「癌細胞的生活能源是什麼呢？它不像一般正常細胞依賴氧呼吸，而主要是依靠糖解作用為生。這些癌細胞分解糖的能力非常強盛，約為血液的二十倍，如果使血液流過腫瘤，約有五七％的血糖會被腫瘤消耗掉，由此可見癌細胞是多麼喜歡糖了！」可見癌症患者

攝取糖，就等於是在餵養癌細胞，是相當可怕的事情。

此外，精製糖製品像是果糖糖漿、汽水、含糖飲料、糕餅、烘焙食品、巧克力、糖果以及其他高升糖指數（glycemic index, GI）零食等，因為只能提供熱量，但卻欠缺營養素，容易導致蛀牙、疲倦、免疫力降低等，甚至會增加多種疾病和癌症的罹患率，因此千萬要謹慎注意這種精製糖類和加工甜食的攝取。

對於癌症患者或一般人來說，最好可以從五穀根莖類（米、麵、地瓜、馬鈴薯、芋頭、玉米、蓮子、薏仁、紅豆等）、水果和蔬菜中攝取天然醣類，這是一種複合式醣類，不僅能提供熱量，其所含的營養素更是豐富。每天吃這些天然醣類是必需的，因此建議癌症患者在均衡飲食下，其醣類來源應以攝取複合式醣類為主，而非精製糖。我再次強調，癌是嗜糖如命的。

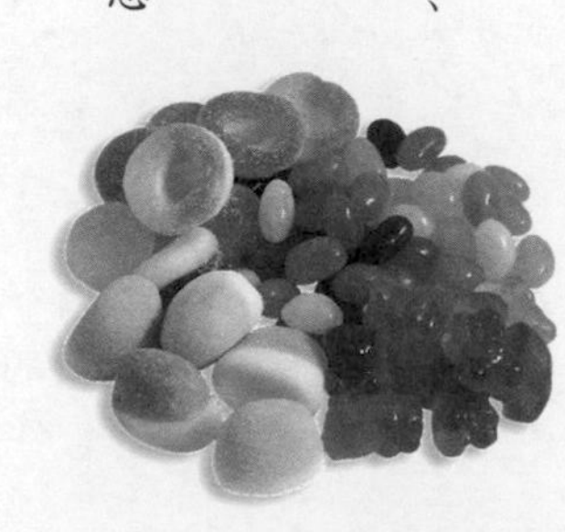

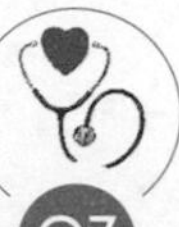

Q7 服用「抗氧化劑」會抵銷癌症病人化療或是放療的效果？A：尚未確定

自由基是帶有不成對電子的分子或是原子，會造成老化、慢性疾病、癌症等，而抗氧化劑可分成內源性（SOD等）或外源性（維生素C、E、Q_{10}等），功能是降低自由基對身體的破壞。大部分化療或是放療的主要作用是靠激發體內產生自由基來攻擊癌細胞粒腺體，促使癌細胞凋亡，而抗氧化劑具有清除自由基的功能，因此有的醫師認為化療或是放療期間使用任何抗氧化劑，可能會降低化療效果，但也有醫師認為化療期間使用抗氧化劑，不僅可以減少治療所造成正常細胞損傷的副作用，甚至可以讓化療的效果更好，因此在化療期間是否該使用抗氧化劑，長久以來一直頗受爭論。

二〇〇七年美國醫師布洛克（Block KI）於期刊發表其發現，抗氧化劑不但不會影響化療效果，反而會提升腫瘤對化療的反應率、降低化療毒性以及延長患者存活期。事實上，根據我的臨床經驗來看，很多人會因為接受化療而出現嚴重的心臟毒性問題，此時使用抗氧化劑確實可以保護心臟細胞，減少化療毒性的傷害，因此我的主張是用還是得用，但更重要的是什麼時機用；最好是在進行化療前後的兩小時先暫停使用抗氧化營養素，以避免干擾自由基撲殺癌細胞的作用，但兩小時過後仍需補充抗氧化營養素，以減少癌症患者發生化放療的副作用或是產生心臟肌肉毒性問題。

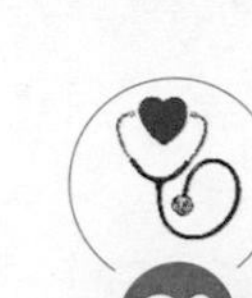

Q8 化療放療期間，病人須禁止食用含有益生菌類的保健食品如優酪乳、乳酸菌等，以免造成敗血症？ A：錯

之所以會有這種觀念，是因為化放療期間病人的抵抗力會大幅下降，因此如果食用益生菌的話，可能會因為益生菌進入血液中而造成菌血症。不過，在臨床上並未發現這種情形，反倒是出現一些因食用生菜沙拉、生魚片、生蠔、生雞蛋等而引發感染的案例。

目前醫學界已證實，益生菌如乳酸菌具有抗腫瘤和免疫調節的保健功用，加上乳酸菌能建立腸胃道健康的菌叢，改善腸道菌相，有助於降低有毒物質的累積，減少癌前病變或腫瘤的發生率，因此化放療期間更應該注意腸道益生菌的補充，若能加上修復消化黏膜營養素「麩醯胺酸」，則更能加速恢復腸道健康、調節腸道免疫系統並恢復免疫力。

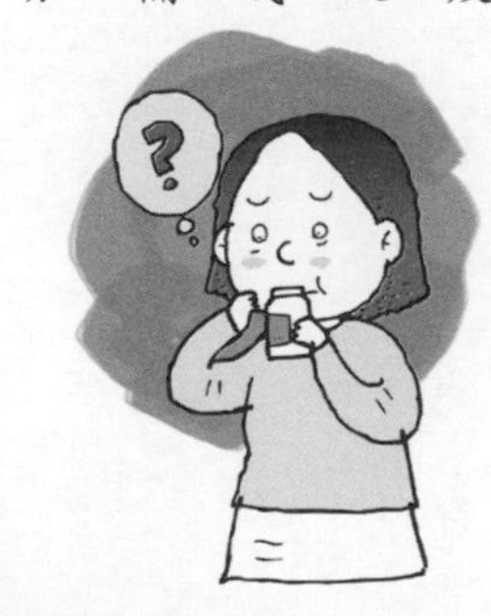

不過，我要提醒讀者，如果化療放療造成白血球低於一千／mm^3以下或是中性球（**neutrophil**）低於五百／mm^3以下時，就應該暫停補充益生菌，並需立即緊急就醫注射白血球生長因子GCSF，待白血球回復到兩千以上時再補充益生菌。

Q9 化放療過程中產生的口腔潰瘍，口含冰塊能減少其嚴重度？ A：對

通常進行高劑量化放療時，病友特別容易發生口腔潰瘍的情形，那是因為許多化療藥物含有會引起口腔表皮細胞釋放介白素－1（interleukin-1）及α－腫瘤壞死因子（TNF－α）的成分，因而會引起局部發炎反應及血管擴張。一旦出現潰瘍，不僅相當疼痛，若再次感染，口內炎會更加惡化。因此病患除了保持口腔清潔外，也可在化放療期間口含冰塊，幫助口腔黏膜冷卻、微血管收縮，減少化療藥物或放射線對口腔黏膜的傷害。

如果潰瘍已嚴重到出現合併感染，則必須請醫師使用一些抗菌藥粉。此外，我建議如果發生口內炎的話，還需要多補充維生素B群、優質蛋白質、維生素C或麩醯胺酸等營養素，可有助於潰瘍傷口的癒合，並防止患者營養狀況惡化。

Q10 化療之後發生嚴重貧血，可以自行補充鐵劑以改善貧血？ A：錯

癌症病患貧血的原因有許多，如缺鐵、缺B_6、B_{12}、葉酸或是感染、腸道出血等，而化療之後產生的貧血可能是骨髓造血幹細胞被抑制住，所以嚴重的患者需要輸血

才行。雖然鐵的確是造血的重要元素之一，但是鐵本身也是一種促氧化元素，過量補充反而會促進腫瘤細胞生長，甚至會加重化療藥物的副作用，因此患者不可以擅自補充鐵劑，必須經醫師抽血後判斷再進行如何改善貧血的醫療評估。因此相對來說，補充維生素B群以及維生素C（可幫助腸道的鐵質吸收）等營養素反而比較適當。

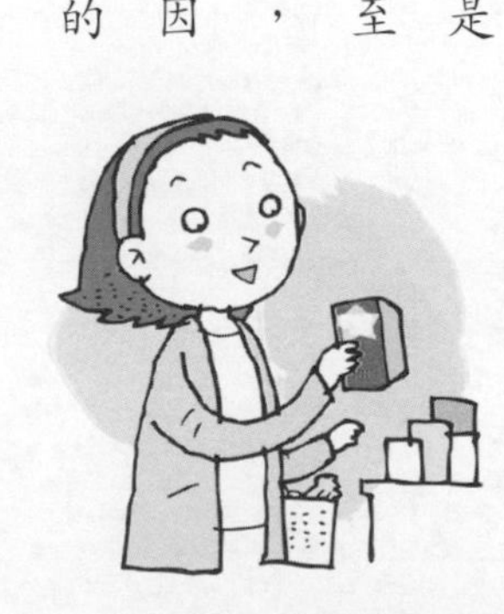

以上關於癌症的一些似是而非的傳言，你是否已經有了基本認識呢？接下來，我將在本章中，好好介紹一下我一直強調的營養醫學，以及為何它對癌症病人如此地重要。

營養對癌症患者有多重要？

如果你是癌症患者，相信你應該會接受營養師的飲食指導，因為在癌症整合照護的計畫中，營養師是相當重要的角色，除了指導癌症患者在飲食的搭配、熱量計算、食材建議以外，還需幫助醫師注意患者的體重變化。畢竟抗癌是一條艱辛的道路，在治療過程中一定要維持良好的體能狀態，才能順利完成整個療程。

曾有一個口腔癌患者原本體重一百一十公斤，在其他醫院先接受大手術（包括口腔腫瘤切除術、頸部淋巴腺廓清手術、取大腿皮膚肌肉做重建手術）之後，又繼續接受化療，結果整個人暴瘦到只剩下七十公斤，因為未能即時注意補充營養，結果削瘦速度過快而引發嚴重敗血症。當他來找我進行營養醫學諮詢時，卻為時已晚，很快就過世了。可見營養與體重對於一位癌症患者來說，是多麼重要的事啊！

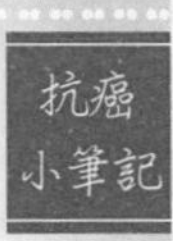

計算標準體重的方法

千萬不要小看體重這件事，也不要以為只要在體重計上量量就算了。一般說來，體重的評估分成身體質量指數（Body mass index, BMI）、標準體重、體脂率以及腰圍四種。

⊙身體質量指數（BMI）：

BMI（kg／m^2）＝體重／$(身高)^2$，體重以公斤來算，身高以公尺來算。

根據二〇〇四年世界衛生組織修訂的標準來看，BMI小於十八・五為體重過輕，十八・五～二十四之間為正常，二十四至二十七之間為體重過重，若BMI大於等於二十七則屬肥胖。

⊙標準體重：
男性是（身高減八十）乘以〇．七公斤（正負一〇％）。
女性是（身高減七十）乘以〇．六公斤（正負一〇％）。

⊙體脂率：
男性小於三十歲，應為一四～二〇％，大於三十歲，應為一七～二三％。
女性小於三十歲，應為一七～二四％，大於三十歲，應為二〇～二七％。

⊙腰圍：
根據衛生署推廣的標準來看，男性的腰圍不要超過九十公分，女性不要超過八十公分為標準。

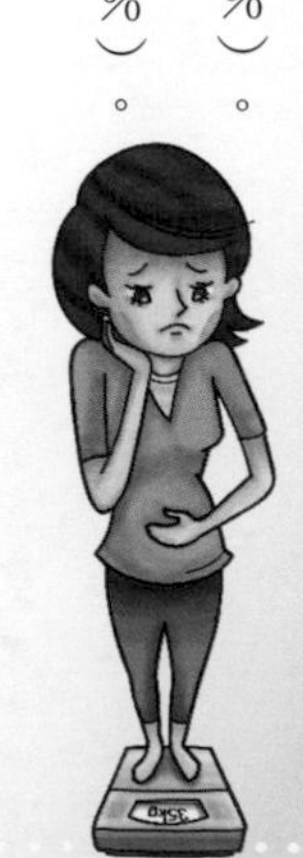

對癌症患者來說，最好能在治療期間維持身體的ＢＭＩ值在二十二到二十四之間，因為治療時體重通常會減少一〇％左右，甚至超過更多，特別是頭頸癌、食道癌、胃癌、大腸癌、胰臟癌等患者。我要提醒各位讀者，一旦診斷確定罹患癌症後，千萬不要想減肥，而體重偏瘦者，也應該「努力加餐飯」來增加一〇％的體重，並特別注意蛋白質的攝取應增加五〇％以上，熱量攝取應增加二〇％，以提供你應付癌症治療時所需要的能量。

我記得有位乳癌患者手術後的身體ＢＭＩ值仍有三十，原本她想藉化療期間順便減重，但我建議她先不要，應先維持現有的體重，做為她化療時的「體力」本錢，等到她手術、化療完成半年後，再接受我的營養指導，健康地將ＢＭＩ減至二十五，這樣才是正確的減重方式。其他如果是胃癌開刀的話，則建議可以少量多餐方式來進食，如增至一天六餐、八餐都可以。

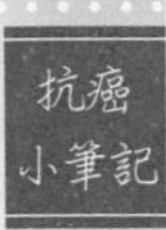

用深海魚肉、去皮雞胸肉補充蛋白質

蛋白質是癌症病患抗癌的主要能量，因此很多醫師會建議患者多食用紅肉，但我先前也提過，紅肉富含飽和脂肪，會增加胰島素阻抗，導致胰島素激增，然而胰島素又是癌細胞的促進生長因子之一，如此一來不是反而幫助了癌細胞的成長嗎？況且紅肉還可能有荷爾蒙、生長激素、抗生素、殺蟲劑等污染，吃多了反而會傷身。因此，我個人建議多攝取不同種類的深海魚肉以及去皮雞胸肉來取代紅肉，不然豆類製品也是很好的蛋白質來源，可提供不同的選擇。此外，額外補充乳清蛋白（whey protein）蛋白質胺基酸粉，對癌症患者而言，都是比紅肉更好的選擇。

蔬果養生的營養訣竅

坊間有許多書籍皆提倡蔬果汁養生法，因為蔬果當中含有大量的抗癌植化素（phytochemical），基本上的確是不錯的選擇，但我還是要提醒大家，飲用時需注意衛生及農藥殘留問題，特別是**化療及放療期間，一旦白血球低於三千／mm³以下或是嗜中性白血球低於一千五百／mm³以下時，應特別注意感染風險，最好避免食用生菜及未去皮水果。**

此外，打蔬果汁時如果打得太久、太細，容易因纖維質不夠，使原本屬於低升糖的蔬果汁變成了高升糖果汁，喝下去反而會造成瞬間血糖拉高，然後再依賴胰臟分泌大量胰島素來穩定血糖。問題是，一旦大量的胰島素分泌後，又會造成血糖急速下降，造成低血糖狀態，進而讓患者處在不安、急躁、注意力不集中、想要吃甜食等症狀。這種惡性循環長期下來，將會誘發胰島素阻抗，對癌症控制更是不利。

因此我認為，雖然蔬果汁可以幫助抗癌，但千萬不要將果汁打太久、太細，注意維**持一定量的纖維質，如此血糖就不易飆高，此外最好能在果汁中添加蛋白質胺基酸粉，或是同時吃一至二顆魚油或是亞麻仁籽油，這樣也可以減少胰島素阻抗增加的**

機會，提升癌症患者營養，幫助他們得到最好的療效。

抗癌療程傷身，營養防護不可少

我在上一章節曾說過，想要達到最好的抗癌療效，就是採取整合式的療程，當你一面接受主流療法來切除、殺死癌細胞的時候，同時也需要營養醫學來提供身體必要的營養輔助，幫助你有足夠的體力與能量來走過抗癌這條艱辛的道路。

但是不同的療法對身體所造成的傷害與風險不同，營養調理也需要跟著調整與改變，因此接下來我將針對手術、化療、放療等不同療程，告訴你應該採取怎樣的營養調理配方，才能提供最佳的防護，幫助你成功抗癌。

手術前後的營養主張：幫助癒合、避免擴散、感染

癌症手術小至切片，大到如器官摘除、重建等。動手術就一定有風險，其中對癌症病患來說，除了安不安全、會不會引發感染、腫瘤能不能完全切除外，切片是否會造成腫瘤擴散，也是病友及家屬關心的重點。

抗癌小筆記

切片會不會造成腫瘤擴散？

很多人聽到醫生說要進行切片手術時，往往會緊張地拒絕，因為擔心一旦切片反而造成腫瘤擴散（tumor seeding）。我不會笑這些患者太過緊張，因為臨床上的確有少數癌轉移的個案和切片有關，例如肝臟穿刺切片時，有人會在穿刺針入口處發生腫瘤轉移，做乳房細針切片時，也曾有過進針皮膚點有腫瘤產生，不過由於都是個案，而且長期追蹤後，也發現並不會增加未來治療後癌症復發的風險，所以為了能夠正確診斷，提供最好的治療建議，切片還是一個必要手段。

從營養醫學的觀點來看，癌症患者其實不需要那麼擔心手術的後遺症，因為只要搭配營養調理，不論是手術傷口的癒合、手術的併發感染，抑或是腫瘤擴散的問題，都有可能透過營養配方來改善或是預防。

根據二〇〇二年莫瑞（Murray）所出版的健康書《如何以自然療法抗癌》中就曾提到，柑橘果膠（citrus pectin）因為含有多種抗氧化生物類黃酮，在多項動物實驗中具有減少腫瘤擴散的風險，因此我強烈建議癌症病患在接受手術、切片前後，可以服用含有柑橘萃取物或是其他抗氧化的營養保健品來增加免疫力，消滅可能擴散的少數癌細胞。

另還有一項研究指出，乳癌患者每天補充二十五公克的亞麻仁籽油（Ω－3多元不飽和脂肪酸），在其手術後，從病理組織發現癌細胞凋亡（癌細胞自殺）的比率明顯增加，可見如能確切在手術前後提供營養配方，可以幫助提升抗癌手術的效果。

除了上述提到的柑橘果膠和魚油外，以下是提供給各位讀者參考的術前術後營養調理指南。

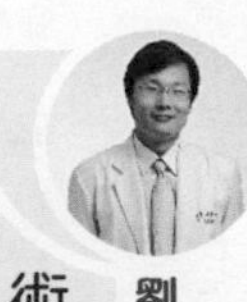

劉醫師健康處方

術前術後營養調理指南

- 手術前，應盡量避免菸、酒、精製甜食、人工添加物等的攝取，以免影響傷口癒合。
- 影響凝血功能的保健食品像是維生素E、銀杏、大蒜精、魚油、紅苜蓿、人參等，最好在手術前一週能減量或是暫時停止服用。此外，會影響麻醉效果的保健食品則應該於手術前三天減量或是暫時停止服用，如紫錐花草、聖約翰草、乳薊草、纈草、大蒜精等。
- 手術後，醫師會開抗生素來預防感染，而抗生素將殺死腸內好菌，削弱腸道免疫系統，因此建議在手術後可以進食時，就應服用乳酸桿菌或是比菲得氏菌等益生菌來幫助病友重建腸道系統免疫力，另外，還需要補充果寡糖或是菊糖等益菌原（prebiotics），不過如果動的是腸胃道手術的話，一旦出現脹氣問題，就應避免服用益菌原了。

- 維生素C、鋅、生物類黃酮等可以促進傷口癒合，對抗發炎，降低傷口感染機會，只要無禁忌，應盡早補充。
- 含各種必需胺基酸、乳清蛋白的蛋白質粉，尤其是麩醯胺酸，因為會提供傷口復原原料、提升免疫力、活化白血球細胞，所以也需視情況加以補充。

化療藥物的營養主張：降低副作用的傷害

目前治療癌症的化療藥物高達一百多種，常用的也約有三十幾種，對每一個癌症病友來說，了解自己使用的化療藥物，以及各有什麼副作用是相當重要的事。有的副作用只是短期出現，但也有需要一段時間才會慢慢出現的併發症，因此對接受化療的癌症病人來說，營養醫學能提供的最好幫助便是透過營養的處方，降低或改善副作用對人體的傷害。

例如有許多研究發現，如能在化療期間攝取高劑量的魚油會增加各類癌症患者的化療敏感性，換句話說，就是服用高劑量魚油後化療效果更好。此外，高劑量的抗氧化劑可以消除化療產生的自由基，減少後遺症，同時還能改變癌細胞的基因表現而促使癌細胞凋亡，但低劑量的抗氧化劑則無此功效。也就是說，如果想要藉補充抗氧化劑來殺死癌細胞的話，就不能只靠食用天然蔬果，那是不夠的，最好可以直接以營養品補充高劑量的抗氧化劑。此外，我還要提醒各位讀者，一般來說，最好選擇複方的抗氧化劑，像是同時含有維生素C、E、Q_{10}、葡萄籽、胡蘿蔔素、硒的抗氧化劑，會比只有高劑量維生素C的抗氧化劑效果好。

以下列出化療常見的副作用，以及可以利用自然及營養醫學補充品來改善的方法，但是劑量或是搭配則需再請教醫師或是營養師。

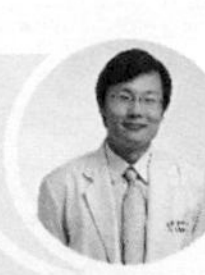

劉醫師健康處方

化療營養調理指南

- **噁心、嘔吐：**針灸、薑茶、麩醯胺酸等。
- **腹瀉：**機能性益生菌、鈣、麩醯胺酸、天然魚油。
- **便祕：**機能性益生菌、鎂、益菌原、纖維素、水、亞麻仁籽油。
- **食慾降低：**天然魚油、胺基酸螯合鋅。
- **口腔潰瘍：**麩醯胺酸、維生素E、胺基酸螯合鋅、維生素C、維生素B群。
- **疲倦：**輔酵素Q_{10}、肉鹼、複方綜合維生素。
- **味覺改變或是喪失：**胺基酸螯合鋅、維生素B群。
- **手腳麻木感或是刺痛感：**維生素B群（尤其是B_6）、維生素E、銀杏、輔酵素Q_{10}、肉鹼、麩醯胺酸。
- **胃酸食道逆流：**麩醯胺酸、甘草萃取物、蘆薈、鈣、益生菌、植物酵素。
- **失眠：**褪黑激素、色胺酸（5-hydroxy tryptophan）、鈣鎂錠。
- **頭痛：**維生素B群、鈣鎂錠、熱水足浴。

降低化療副作用的營養處方

先前提過，抗癌的化療藥物百百種，如果你正在服用某些化療藥物，那麼請務必了解可能的副作用，並藉由適當補充營養配方來降低其所產生的副作用及強度，並幫助組織修復。以下便是國內目前常使用的化療藥物及建議的營養處方。

Carboplatin（佳鉑帝、克鉑定等）	
適應症	**營養處方**
屬於破壞DNA的藥物，治療癌症包括頭頸癌、卵巢癌、膀胱癌、食道癌、睪丸癌、肺癌、肉瘤等。	※蕈菇類多醣體（增加自然殺手細胞以及增進免疫力）、維生素C或維生素E（增加抗癌效果以及改善耐受力）、維生素D_3（支持抗癌效果）、乳薊草（支持抗癌效果以及減少肝腎功能損傷）、α－硫辛酸或是輔酵素Q_{10}（減少神經毒性以及保護聽力）。
副作用	
掉髮、血球減少、噁心、嘔吐、腹瀉、嘴巴潰瘍、手腳麻木及刺痛、腎毒性、聽力減退等。	

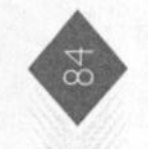

Cisplatin（阿樂癌、鉑特敏等）	
適應症	**營養處方**
屬於破壞DNA的藥物，治療癌症包括頭頸癌、食道癌、肺癌、肉瘤、乳癌、胃癌、卵巢癌、膀胱癌、淋巴瘤、骨髓瘤等。	※蕈菇類多醣體（增進免疫力及減少腎損傷）、維生素E（增加抗癌效果以及改善耐受力）、維生素A（支持抗癌效果）、乳薊草（減少腎功能損傷）、銀杏（減少神經及腎臟損傷）、鎂（減少腎及肌肉毒性）、褪黑激素（增加抗癌效果以及改善耐受力）、肉鹼（L-carnitine）（減少神經及腎臟損傷、改善疲勞）、槲皮素（Quercetin）（支持抗癌功能）。 **※北美升麻（black cohosh）以及過高維生素B_6（每日三〇〇毫克以上）有可能減少藥性，故應注意。**
副作用	
骨髓抑制（骨髓造血功能受到抑制）、腎臟損害、噁心、嘔吐、電解質不平衡（低血鉀、鎂、鈣）、神經損害、聽力減退、味覺改變、視力減退、神智混淆、過敏等。	

Cyclophosphamide（癌得星、治多善等）

適應症

屬於烷化基藥物，治療癌症包括淋巴瘤、血癌、乳癌、卵巢癌、肉瘤。

副作用

骨髓抑制、出血性膀胱炎、噁心、嘔吐、腹瀉、落髮、肺臟、心臟、肝臟損傷、不孕。

營養處方

※蕈菇類多醣體（增進免疫力及減少骨髓抑制）、褪黑激素（加強抗癌作用及減少副作用）、去氫表雄固酮（DHEA，幫助肝臟功能恢復，但是女性乳癌、卵巢癌、子宮內膜癌禁用）。

Doxorubicin（艾黴素、達必素等）

適應症

為細胞類毒素抗生素，治療乳癌、卵巢癌、肝癌、甲狀腺癌、淋巴癌、胃癌、膀胱癌、多發性骨髓瘤等。

副作用

骨髓抑制、噁心、嘔吐、腹瀉、落髮、心臟損傷、外露處組織壞死、臉潮紅等。

營養處方

※輔酵素 Q_{10} 以及肉鹼（保護心臟）、綠茶素（保護正常組織以及增加抗癌效果）、維生素 D_3（增強抗癌效果）、槲皮素（減低此化療藥物抗性）、天然魚油（增加癌細胞對此藥物之敏感性）、蘿蔔硫素（Sulforaphane，支持抗腫瘤效果並且降低化療抗藥性）、褪黑激素（增加抗腫瘤效果並降低副作用）。

※要注意，大多數中草藥因為會干擾此藥物在肝臟轉化為有效成分，故應禁止。

Fluorouracil（服樂癌、弗洛瑞斯等）

適應症

屬於抗代謝劑藥物，治療癌症包括皮膚癌、頭頸癌、大腸癌、乳癌、胃癌等。

副作用

骨髓抑制、口腔炎、皮膚色素沈積乾燥、噁心、眼睛畏光、高氨血症腦病變、腹瀉、手足症候群（手掌和腳掌出現紅腫、水泡等現象）。

營養處方

※維生素A、C、D_3、E、薑黃素（增加抗癌效果）、天然魚油、綠茶素、人參（支持抗癌效果及避免副作用）、維生素B_6（避免手足症候群）、大蒜精（保護消化道黏膜）、益生菌（保護消化道）、麩醯胺酸（保持消化道黏膜完整性及預防腹瀉）、薑粉（減少噁心感）、褪黑激素（減少骨髓抑制並改善治療耐受力）、銀杏（改善治療耐受力）、蕈菇類多醣體（增加治療反應率）。

Gemcitabine（健擇）	
適應症	**營養處方**
屬於抗代謝劑藥物，治療癌症包括胰臟癌、肺癌、乳癌、膀胱癌、卵巢癌、肉瘤等。	※薑黃素、維生素D_3、槲皮素（支持抗癌效果）、褪黑激素（支持抗癌效果、減少副作用、降低骨髓抑制）、薑粉（減少噁心感）。
副作用	
發燒、皮膚疹、骨髓抑制、噁心、嘔吐。	

Methotrexate（必除癌、治善等）	
適應症	**營養處方**
屬於抗代謝劑藥物，治療癌症包括頭頸癌、乳癌、膀胱癌、大腸直腸癌、骨癌、淋巴瘤、血癌。	※天然魚油、維生素D_3、E（增加抗癌效果）、葉酸（保護消化道）、大豆蛋白（降低消化道損傷）。 **※西方常用的藥用植物卡瓦椒（Kava）及柳樹皮粉（pillow bark），因為會增加肝臟毒性以及藥物副作用，應避免。**
副作用	
骨髓抑制、腎臟毒性、肝臟損傷、噁心、嘔吐、腹瀉、口腔炎、皮膚疹、眼睛畏光、頭昏、頭痛、落髮、抽筋等。	

Oxaliplatin（易樂鉑錠、歐力普）	
適應症	**營養處方**
破壞DNA的鉑類藥物，專用於大腸直腸癌上。	※麩醯胺酸（減少周邊神經病變）、鈣鎂錠（減少神經毒性）、α－硫辛酸或是輔酵素Q_{10}（減少神經毒性）、維生素D_3、E（減少副作用及改善整體耐受性）。
副作用	
腹瀉、噁心、吞嚥困難、骨髓抑制、周邊神經病變、口腔炎、疲倦、胸口壓力感。	

Vinblastine（威倍、敏畢瘤等）	
適應症	**營養處方**
細胞有絲分裂抑制劑，治療血癌、淋巴瘤、睪丸癌、頭頸癌、乳癌、腎臟癌。	※維生素D_3、E或人參（延緩並降低化療藥物之抗藥性）、迷迭香（減少此藥物之抗藥性）、薑粉（減少噁心感）。
副作用	
骨髓抑制、落髮、噁心、嘔吐、頭痛、手腳麻木刺痛、食慾不振、便祕、腹絞痛、下顎骨痛。	

Paclitaxel, Docetaxel（輝克癒蘇、伏摩素、汰杉等）	
適應症	**營養處方**
細胞有絲分裂抑制劑，治療癌症包括乳癌、卵巢癌、肺癌、頭頸癌、胃癌、膀胱癌等。	※天然魚油（增加抗腫瘤效果）、琉璃苣油（內含γ－次亞麻油酸GLA，增加抗腫瘤效果）、麩醯胺酸（預防神經病變及保護消化道黏膜）、維生素B_6（預防神經病變）、白藜蘆醇植化素（降低化療藥物抗藥性）、褪黑激素（增加抗癌效應以及降低副作用）、綠茶素、維生素D_3（增加抗癌效果）、人參（延緩此藥物之抗藥性出現）。 **※需注意注射此藥物期間盡量不要使用草藥，因為會干擾此藥物在肝臟的代謝。**
副作用	
骨髓抑制、周邊神經炎、過敏性休克、口腔炎、噁心、嘔吐、腹瀉、食慾不振、味覺喪失、心臟損傷、肌肉痛、水腫、疲倦、關節疼痛、頭髮易斷裂等。	

降低標靶藥物副作用的營養處方

標靶藥物也是為了殺死癌細胞而研發出來的新抗癌藥，不過因為是針對單一腫瘤的專一性治療，不像化療藥物會引起嚴重的副作用，因此在營養處方的搭配上也比較單純。以下是目前台灣常見的標靶藥物，以及針對它們建議的營養處方，供各位讀者參考。

Bevacizumab（癌思停）	
適應症	**營養處方**
屬於單株抗體類，用於大腸直腸癌、肺非小細胞癌、乳癌、腎臟癌、卵巢癌。	※維生素B_{12}、D_3以及葉酸（增加藥物耐受力）、類黃酮及前花青素（減少出血體質）等。
副作用	
傷口癒合不良、腸穿孔、出血、高血壓、心臟衰竭。	

Trastuzumab（賀癌平）	
適應症	**營養處方**
屬於單株抗體類，用於乳癌及卵巢癌，可能會有身體疼痛、虛弱、噁心等。	※合併月見草油或是琉璃苣油的γ-次亞麻油酸（GLA）可增加抗癌力，綠茶素（EGCG）、維生素D_3可以增加抗癌作用以及降低抗藥性。
副作用	
骨髓抑制、掉髮、高血壓、腹痛、無力、頭痛等。	

Cetuximab（爾必得舒）	
適應症	**營養處方**
專用於大腸直腸癌以及頭頸部癌症的單株抗體標靶藥。	※針對皮膚疹可塗抹一些茶樹油。
副作用	
皮膚疹、疲倦、虛弱等。	

Erlotinib（得舒緩）	
適應症	**營養處方**
屬於酪胺酸激酶抑制劑（tyrosine kinase inhibitor）的標靶藥，治療肺非小細胞癌和胰臟癌。	※益生菌可減緩腹瀉，不要隨意服用中草藥，可能會干擾此藥物代謝。
副作用	
皮膚疹、腹瀉、嘴破、嘔吐、頭痛等。	

放射治療的營養主張：提升療效、避免後遺症

提到放射療法，很多人都以為會很痛，那其實是誤解。放療在現階段的癌症治療上扮演著很重要的角色，超過五〇％以上的癌症都會運用放射治療來提升療癒效果。儘管放療的過程不會太不舒服，但是療程後所產生的副作用，像是照射範圍的皮膚紅疹、毛髮脫落、口腔黏膜潰瘍發炎、白血球數目降低、體重減輕等，都會對患者的生活及健康造成嚴重的影響。曾有一位患者告訴我，雖然她十多年前罹患的鼻咽癌治好了，但是放療的結果卻讓她食不下嚥、嚴重口乾、說話困難，完全不敢出門，活著還不如死掉算了，聽到她的話，讓我非常難過。

根據我的長期觀察，頭頸癌的病患在經過放射治療後，通常在數年後（三至十年以上）會出現延遲性不可逆的副作用，如頸部嚴重纖維化、吞嚥困難、舌頭不靈活、說話不清、聲帶麻痺、呼吸困難等，臨床上有少數患者還會出現第二種惡性腫瘤。之所以會產生如此嚴重的放療後遺症，很大的一個原因和體質有關，因此要避免這些嚴重併發症，除了需定時配合醫師門診外、還需及早做吞嚥復健以及音聲復健，並且持續不間斷地以營養醫學處方來降低嚴重併發症的可能。

營養真的可以減緩放療所帶來的嚴重後遺症嗎？根據我臨床的經驗，我可以肯定地告訴你，沒有錯！我的兩位癌症患者，一個是鼻咽癌、一個是口腔軟顎癌，他們在接受放療後，口腔內都出現一公分多的嚴重潰瘍，超過兩個月遲遲無法癒合，幸好再次切片後證明並非惡性。為了治療潰瘍，我每天為兩名患者靜脈注射維生素C兩公克，連續一週，沒想到嚴重的潰瘍傷口竟迅速癒合了，這給了我無比信心，也讓我相信營養醫學在癌症治療上，的確扮演著相當重要的一環。

哪些營養素可以幫助減緩放療的後遺症呢？根據臨床研究，包括左旋麩醯胺酸、維生素A酸、大豆異黃酮、槲皮素、抗氧化劑、甚至中藥所使用的黃耆，都可以改善並降低放療時所帶來的副作用。

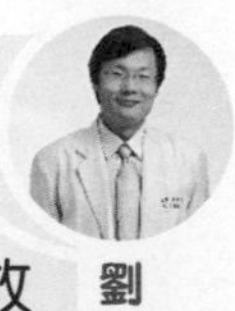

劉醫師健康處方

放療營養調理指南

● **左旋麩醯胺酸：**不但可以迅速恢復口腔、咽喉、食道的黏膜破損，並且可以改善白血球降低的副作用，在台灣已經是放射治療科醫師治療患者的首選營養處方。

●**白藜蘆醇植化素：**根據台北榮總放射腫瘤科的研究也發現，葡萄皮、堅果中的白藜蘆醇植化素具有消除自由基的機轉，因此可以幫助放療患者殺死癌症幹細胞，對放療效果有加成作用，現已針對腦瘤、頭頸癌等患者進行人體試驗，因此我也建議接受放射治療的癌友，應同步攝取白藜蘆醇植化素以增加癌症治癒率。

●**大豆異黃酮中的金雀異黃酮（Genistein）和槲皮素：**可以促進放射治療後的癌細胞死亡。

●**黃耆：**由於可改善白血球降低（尤其是T細胞）的副作用，因此在中藥療法上，黃耆也是重要的治癌藥方。

抗癌最前線：營養療法提升免疫力、抗發炎

我曾說過，抗癌需要體力，而營養素是提供癌症患者對抗癌症的重要能量，不論是抗癌療程中提升療效、殺死癌細胞，還是避免、降低副作用及後遺症的傷害，營養都扮演著非常重要的角色。但營養對癌症病患的幫助並不止於此，抗癌是一條漫長的路，除了醫師提供的幫助外，我們身體自己也要夠強壯，像是有足夠的免疫力、提升抗發炎能力，才能徹底抵禦癌細胞的傷害。接下來，我將針對營養醫學如何提升免疫力與抗發炎做進一步的說明。

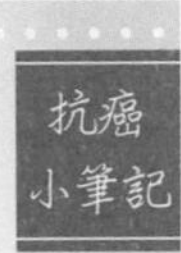

免疫力如何殺死癌細胞？

一般說來，我們人體有兩個重要的滅癌途徑：

一是當癌細胞產生時，我們身體有一種特殊白血球稱作自然殺手細胞（natural killer cell, NK cell），它會主動偵測癌細胞並立即加以破壞消滅。

二是其他種白血球細胞，又叫做樹突細胞（dendritic cell）或是巨嗜細胞（macrophage），會將癌細胞表面特殊蛋白質抗原處理後，然後交給輔助細胞（helper cell），之後輔助細胞會放出訊息激素，讓殺手細胞（killer cell）根據線索，將其他帶有這蛋白質抗原的癌細胞加以撲滅。

提升免疫力的營養療法

免疫力是我們人體健康的防護線，因此不論是防癌或是抗癌，和免疫力都有非常直接的關係。你知道嗎？根據研究，平均每個人一天可以產生數百至數千個癌細胞，但為什麼有人會演變成腫瘤，有些人又可以平安度過危機呢？這就和免疫力的強弱大有關係了。

如果我們人體的免疫系統夠強的話，就可以將癌細胞及時撲滅，身體也不會出現問題，可是一旦免疫防護有了漏洞，腫瘤就會在不知不覺中成形，這也是為什麼目前各方醫學專家努力想要研究發展免疫療法，包括自然殺手細胞療法、癌症疫苗等的原因。事實上，人體的免疫力和營養大有關係，因此從營養醫學的觀點來看，想要輔助治療癌症或是預防癌症發生，營養處方都是很重要的選擇。

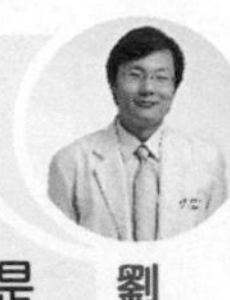

劉醫師健康處方

提升免疫力的營養調理指南

- **輔酵素Q_{10}：**可以清除氧化自由基，提供細胞能量，增進自然殺手細胞以及白血球T細胞的功能。
- **維生素C：**不僅能美白，還可以增進自然殺手細胞以及淋巴球的吞噬功能。
- **維生素A：**維生素A對於免疫T細胞及B細胞的成熟發展有相當幫助。研究發現，維生素A缺乏將影響所有白血球的功能。
- **維生素D_3：**適當的維生素D_3可以降低乳癌、大腸直腸癌、攝護腺癌罹患率等，機轉應該跟細胞核內的DNA調控有關。

●**維生素E：**研究發現，血清中維生素E的濃度高低與癌症發生率有關，這可能與能否清除自由基有關，而且維生素E還可促進白血球毒殺癌細胞的功能。

●**蕈菇類多醣體：**許多蕈菇類、靈芝、舞茸、椎茸等內含多種多醣體，研究顯示，這些多醣體可以誘導自然殺手細胞分泌細胞激素及干擾素，協助毒殺體內的癌細胞。

●**益生菌：**益生菌不只能增加好菌、抑制壞菌，而且可以改善腸黏膜的健康，增加抗體，減少壞菌以及毒素進入體內，同時還具有調節腸胃附近淋巴組織的功能，幫助改善腸內酸鹼值，讓壞菌不易生長，並且能分解有毒物質，降低其對腸黏膜DNA的損傷，進而達到抗腫瘤（尤其大腸直腸癌）的功效。

●**大蒜素：**大蒜曾名列美國時代雜誌的抗癌十大食物之一，其內含的大蒜素可以抑制細胞DNA變性，增加自然殺手細胞活性，並加強免疫細胞辨認度，進而促進消滅癌細胞。

●**生物類黃酮：**類黃酮類是存在蔬果中的上萬種天然抗氧化植化素，不但可以抑制體內發炎反應，還可以強化自然殺手細胞毒殺癌細胞的功能。

●**綠茶素：**綠茶內的茶多酚，尤其是EGCG，具有強烈抗自由基的效果，並且可以幫助受損細胞DNA修復，還可以抑制癌細胞血管新生，也就是降低癌細胞營養供給和轉移的機會。

●**茄紅素：**研究發現，體內茄紅素過低與攝護腺癌有關，另外茄紅素可以有效增加自然殺手細胞對癌細胞的毒殺作用。

●**Ω－3多元不飽和脂肪酸：**魚油中的EPA及DHA可以有效加強巨嗜細胞的功能，並且抑制癌細胞增長，尤其是乳癌、大腸癌、攝護腺癌等。

●**微量元素鋅：**鋅參與細胞許多重要的生化功能，尤其在免疫系統調節上，例如增加間白素一（IL－1）和自然殺手細胞的功能。

●**微量元素硒：**硒元素已經證實可以促進癌細胞凋亡，在穀胱甘肽過氧化酵素清除體內的自由基上，是相當重要的輔助因子。

●**其他：**如黃耆、紫錐菊等，可以增加白血球T細胞對於癌腫瘤的辨識度，促進自體抗癌能力。

有一點要特別提醒讀者的是，我們人體的免疫力除了和營養素有關外，也會受到情緒、睡眠、運動、信仰、壓力、環境等影響，特別是情緒，對免疫系統的影響相當大。我曾遇到一個四十歲一期乳癌的患者，她每次來看診都相當憂愁，甚至抱怨連連，動不動就以淚洗面，也不願多和外界接觸，整個人陷入愁雲慘霧中，最後連先生都快受不了了。持續這樣的情緒一年後，有天她出現頭痛、視力模糊的症狀，經檢查後發現，癌症已經轉移到腦部了。而另一位三期乳癌患者則是相當樂觀正向，不但自己積極面對疾病，也會去幫助其他病友，治療至今已逾六年，並無任何復發跡象。比較這兩名患者，他們除了情緒上有比較大的落差外，其他的治療方式都相近，可見情緒對免疫力的影響有多大。

因此，我建議所有想要提升免疫力的讀者，除了借助營養素的幫助外，千萬不要輕忽情緒的影響，要以正面、積極、樂觀的態度來看待疾病與自己的身體，如此一來，才能真正提升免疫力，有效抗癌！

抗發炎的營養療法

所謂發炎（inflammation），是泛指身體為了保護自己所衍生出來的自然反應，主要有紅、腫、熱、痛四種現象。或許你認為發炎一點都不稀奇，傷口感染會發炎、關節疼痛也會發炎，只要吃些抗生素或是消炎藥就沒事了。但事實上，發炎的問題可大可小，特別是在癌症治療上，要特別注意發炎現象。嚴格說來，人體適度少量的小發炎是一種保護機制，可以提升人體的免疫力，但倘若長期發炎可就嚴重了，因為慢性長期發炎會導致癌症不易控制，甚至誘發癌症。

抗癌小筆記

引發或加深癌症的發炎因子

當我們人體發炎時，會產生一些蛋白質或是化學反應，短暫的情況下不會有問題，但如果身體長期處在發炎狀態，這些蛋白質或化學反應持續作用的話，可能就會引發癌症或是不利於癌症治療。以下是主要的發炎因子：

⊙**kB核因子（NF－kB）**：在身體組織發炎時，kB核因子會促進細胞分裂以幫助組織修復、傷口癒合，但當kB核因子過多時，反而會造成細胞過度生長以及抑制細胞凋亡，因而造成腫瘤生長，甚至已經生長的腫瘤出現失控、轉移現象。此外，這種因子會促進一種叫做COX－2的酵素的反應以及間白素一、六、八（IL－1、IL－6、IL－8）產生，而這種一六八間白素正是造成癌細胞一路發的幕後推手，不可不慎。

⊙**間白素六（IL－6）**：IL－6是一種促進發炎的蛋白質，研究發現，IL－6過高與乳癌轉移有關，而且對乳癌、大腸癌、攝護腺癌、血癌、腎臟癌患者來說，IL－6過高，將縮短存活率，是相當可怕的。另外，IL－6還會誘導另一種血管內皮增生因子（VEGF）的產生，增加癌細胞的血液供應，打開癌細胞的轉移之門，不得不防。

⊙**間白素八（IL－8）**：IL－8也是造成血管新生、促進癌細胞轉移的危險因子。研究也發現，IL－8過多會降低頭頸癌、乳癌、胃癌、大腸癌、非何杰金氏淋巴癌、血癌的存活率。

⊙**間白素一（IL－1）**：IL－1會活化白血球的生長，並且會引起發燒反應。

正由於發炎和癌症有相當大的關係，因此為了減少癌細胞的增生，在治療癌症的歷程中，很多醫師都會開一些抗發炎的消炎藥，以降低患者體內的發炎反應，減少癌細胞的增生。但令人擔憂的是，消炎藥都有副作用，包括消化道潰瘍、出血等，例如二〇〇七年就曾出現COX－2抑制藥物偉克適（vioxx），因為可能增加心臟病、中風的風險而下架，更說明了藥物的副作用風險是相當大的。

因此我認為，對癌症患者來說，想要抗發炎，最好的方法就是經由營養處方來加強，如此一來不但不會對身體造成傷害，同時還有降低癌細胞增生、轉移的風險。接下來將介紹營養醫學常見的抗發炎處方，提供給各位讀者參考。

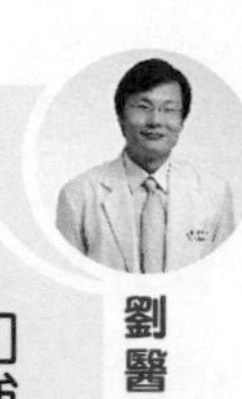

劉醫師健康處方

加強抗發炎的營養調理指南

●**抗發炎脂肪酸：**最具代表性的就是含有Ω－3多元不飽和脂肪酸的EPA及DHA的魚油或是亞麻仁籽油，以及含有單元不飽和脂肪酸的橄欖油，它可以降低危害身體的發炎性花生四烯酸所衍生的發炎性前列腺素，因此一定要多補充。建議可每天補充一千至三千毫克魚油，或是以冷壓橄欖油拌在蔬菜中。此外，研究顯示，像是共軛亞麻油酸（CLA），也具有抗發炎以及抗腫瘤的效果。

●**抗氧化劑：**由於發炎會產生自由基，而自由基也會促進發炎反應，因此想對抗發炎，能降低自由基反應的抗氧化劑絕對是不可或缺的，如輔酵素Q_{10}、α－硫辛酸、維生素C、維生素E、葡萄籽、茄紅素、綠茶素、白藜蘆醇、SOD、硒等。

●**葉酸：**葉酸是維生素B群中最具抗氧化特性的維生素，它可以降低血液中的同半胱胺酸，能預防中風、心臟病。當然，補充含有葉酸的維生素B群，對於癌症患者來說，也有協助抗發炎、造血、保護神經等功效。

●**益生菌：**研究顯示，益生菌不但可以增加腸道好菌、改善腸相，還可以降低kB核因子和IL－8，因此有抗發炎的功效。

●酵素：酵素除了能幫助食物分子吸收外，研究還發現，許多酵素、尤其是鳳梨酵素，具有抗發炎功效，並能緩解因發炎引起的疼痛感。雖然酵素的來源很多，但我不建議使用動物酵素，雖然它的效果較強，但因動物酵素主要萃取自動物的肝臟、胰臟，因此很容易受到污染，反而更傷身。

●其他：如薑、薑黃素等，具有降低發炎細胞激素的作用，素來就是華人、南亞等地用來消炎的植物草藥配方。

抗癌小筆記

反式脂肪碰不得

關於油脂方面，特別要提醒各位讀者，千萬不要攝取反式脂肪，因為它會引起強烈的發炎反應。另外，雖然許多植物油所含的Ω－6脂肪酸也是必需脂肪酸的一種，但若攝取過多，也會轉換成花生四烯酸，成為引起發炎的罪魁禍首之一，因此在攝取上也要避免過量。

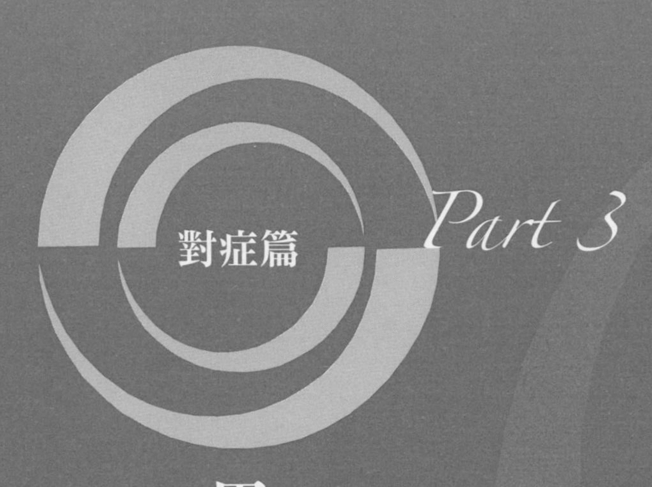

用營養處方對抗10大癌症

罹癌，誰說等於被宣判死刑？從我的臨床經驗來看，只要用對方式，一面接受主流醫學治療，一面搭配照護身心靈的營養療法，雙管齊下，就能有效抗癌。

以下我將針對國人最常罹患的十大癌症，提供最佳的營養醫學處方建議，希望這些在臨床上已有明顯的成效及成功案例，能幫助大家抗癌成功、重獲新生！

處方一　給乳癌患者的營養配方

乳癌小檔案

根據二〇〇八年衛生署癌症登記年度報告，女性乳癌占女性所有癌症的一〇．一九％，是女性癌症發生率的第一位，而死亡率排名為女性第四位，二〇一一年光是一年內就新增了八千七百位「少奶奶」，比例相當高，可說是現代婦女的最大夢魘。

三十一歲的張小姐是一期乳癌病患，從小愛喝鮮奶，但是不愛運動，平常上班就是隨便買個便當解決，晚餐也老是外食，而且總是晚睡熬夜，生活習慣非常不健康。

四十五歲的王小姐因為在左乳房摸到硬塊，經過一連串的檢查後，發現是乳癌二期。她說：「我已經很重視養生了，怎麼還是得了乳癌？」

雖然張小姐和王小姐的生活型態有很大的差異，但如果仔細推敲，兩者都有乳房組織長期受到女性荷爾蒙刺激的關鍵因子存在，特別是王小姐，因為她的母親就是乳癌患者，遺傳基因加上後天的因素，更是讓她難以逃脫乳癌的魔手。

抗癌小筆記

為什麼會得到乳癌？

根據研究發現，乳癌風險因子包括：

⊙初經早於十二歲，停經晚於五十五歲的婦女。

⊙家庭有遺傳體質，尤其母親或姊妹患有乳癌。
⊙從未生小孩或三十歲以後才生第一胎的女性。
⊙乳房有增生病變、卵巢癌及子宮內膜癌、停經後肥胖、胸部曾大量接受過放射線照射者。
⊙飲食上喜歡攝取高脂肪、高熱量食物（尤其紅肉）、吸菸、酗酒者。
⊙習慣服用口服避孕藥及停經後補充雌激素、食用受農藥污染的食物或是接觸環境荷爾蒙者。

雖然遺傳因素只占乳癌發生原因的五～一〇％，但如果基因包括BRCA－1、BRCA－2、p53發生突變，則乳癌機率將提高至四〇～八五％，因此國外會針對上述基因突變患者進行所謂的預防性乳房切除手術，有時甚至還會將患者的卵巢一併切除，以杜絕乳癌的發生。

雖然乳癌對女性的威脅相當大，但有一點要提醒各位讀者，如果能在產後親自哺乳的話，將可以大幅降低乳癌的發生率。

上述的王小姐之所以發現乳癌，是因為出現無痛性的乳房腫塊而就診。但其實乳癌的症狀不只有腫塊，還包括了乳頭凹陷、乳頭異樣分泌物（尤其是帶血分泌物）、乳房外型改變、局部凹陷或凸出、乳房皮膚有橘皮樣變化或紅腫或潰爛、還有腋下發現腫大的淋巴腺。一旦發現乳癌，醫師多半會先採取手術切除的主流療法。一般說來，乳癌手術包括了腫瘤切除手術、前哨淋巴結切片術、乳房切除手術、腋下淋巴結切除手術，有些情況若切除過大還可以同時進行乳房重建手術，並依照切除後的病理組織報告來看是乳管癌還是乳小葉癌等。

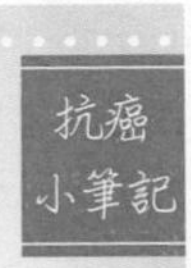

認識乳癌分期

知道自己罹患癌症後，一定要了解或問清楚自己是第幾期。以乳癌來說，零期即原位癌；第一期指的是腫瘤在二公分以下；而第二期是腫瘤在二公分以下，但有腋下淋巴轉移，或者是腫瘤在二～五公分；第三期是腫瘤大於五公分，而且腋下淋巴結有癌轉移或胸壁皮膚及乳房下的肌肉有癌轉移；第四期則已經有其他器官轉移，如轉移至骨骼、肺、肝、腦等。

不同癌症分期會有不同的主流治療，而不同的治療所需的營養處方也不同，因此為了幫助自己，癌症患者在確認罹癌後，務必要向醫師問清楚自己的癌症期別，以及自己將要面對的治療方式。

用輔酵素Q_{10}及抗發炎脂肪酸ＧＬＡ避開標靶治療副作用

以案例中的王小姐來說，她的病理組織報告為ＨＥＲ－２陽性，是屬於比較容易復發的乳癌，因此醫師建議她最好接受標靶藥物治療，例如常見的有針劑標靶治療藥物「賀癌平」（Trastuzumab）等，不過賀癌平有潛在的心臟毒性，為了避免遭受標靶藥物的副作用影響，我建議患者最好可以合併使用營養處方輔酵素Q_{10}及抗發炎脂肪酸ＧＬＡ。

至於案例中的另一個乳癌患者張小姐則為ＥＲ陽性，所以醫師建議她服用五年荷爾蒙抑制藥「泰莫西芬」（Tamoxifen）治療，透過抑制雌激素，避免乳癌細胞增生，但副作用是會出現臉部潮紅和陰道出血或分泌物增加，或增加血栓性疾病及子宮內膜癌的危險性，加上因為有抗藥性的問題，因此，醫界也建議乳癌患者在使用泰莫西芬治療五年後，應繼續使用新一代的芳香環轉化酶抑制劑「復乳納膜衣錠」（Letrozole）治療至十年，以降低乳癌復發率，這些藥物目前健保都有給付。在使用荷爾蒙療法時，建議攝取天然魚油或是大蒜精，以降低形成血栓副作用的機會。

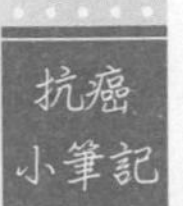

乳癌的病理報告

乳癌患者的病理報告上一定會出現ＥＲ、ＰＲ、ＨＥＲ－２等病理資訊，對乳癌患者來說，這是非常重要的資訊。ＥＲ是指動情素受體，ＰＲ是黃體素受體，如果ＥＲ是陽性時，則醫師往往會加入荷爾蒙治療法來輔助；而ＨＥＲ－２是指第二型類表皮生長因子的受體，這類患者占了乳癌病友的二五到三〇％，比例相當高。由於擁有這種基因型的乳癌病人會出現預後較差的現象，因此若在病理報告中確定是ＨＥＲ－２陽性患者的話，醫師通常會以更積極的態度做治療，以降低復發的可能。

在此要提醒每個乳癌患者，除了了解自己的乳癌分期外，同時也要記住自己的病理報告結果。

放療、化療時一定要有的營養保護

由於醫學研究發現，早期乳癌患者在手術切除腫瘤後，如能接受放射治療的話，患者的八年無病存活率為七五％，而未接受放射治療的存活率則降為六二％，因此醫師多半會建議乳癌患者手術後應該接受放射治療。但因為照射部位接近胸腔及心臟區，因此我要提醒乳癌患者們，務必要注意放射性肺炎、心臟損傷等重大併發症，此時一定要以輔酵素Q_{10}、維生素B群、蕈菇類多醣體來降低這些併發症發生的可能性。

此外，乳癌患者在接受化療時常用的化療藥物包括小紅莓（如Doxorubicin、Epirubicin）、太平洋紫杉醇Paclitaxel（Taxol）、歐洲紫杉醇Docetaxel（Taxotere）、溫諾平（Vinorelbine）、健擇（Gemcitabine）、阿樂癌（Cisplatin）、易莎平Ixempra（Ixabepilone）、口服截瘤達（Xeloda）、微脂體小紅莓（Liposomal doxorubicin）時，要注意部分化療藥物會造成噁心、嘔吐、體重降低的副作用，因此許多營養師或醫師會建議患者多吃牛肉以維持一定的體重，但是紅肉等飽和脂肪也是造成乳癌的風險因子，因此我建議與其吃紅肉，不如多攝取去皮雞胸肉或是不同深海魚肉，再輔以營養醫學處方如薑黃萃取物、麩醯胺酸、天然魚油等，不但能幫助患者維持體力，還能避開日後復發的陰影。

抗癌小筆記

乳癌患者可不可以喝豆漿？

醫學研究報告指出，牛奶內含有大量的雌激素及環境荷爾蒙，跟女性乳癌、卵巢癌罹患人數增加有強烈關係，像是英國的普蘭特（Jane Plant）教授也因為自身是乳癌患者，而大聲疾呼不要喝牛奶及乳製品。那麼用黃豆製成的豆漿裡也含有大豆異黃酮這類植物雌激素，是不是也會刺激乳癌細胞呢？根據一項由美國及大陸合作的研究，追蹤五千四百零三名女性乳癌患者長達六年，發現食用豆漿、豆乾、豆腐、豆花等黃豆製品，不管其荷爾蒙受體狀況，其存活時間反而較長，而且復發率較低。因為黃豆製品當中除了大豆異黃酮之外，還含有許多抗氧化劑，對於腫瘤反而有抑制效果。儘管如此，我還是建議乳癌患者如果要單純補充大豆異黃酮營養品，最好還是先找醫師或是營養師諮詢。

乳癌患者除了上述在接受主流治療時，需要特別留意的營養補充外，以下是我針對乳癌患者所提出的日常生活保健及營養建議，提供給各位讀者參考。

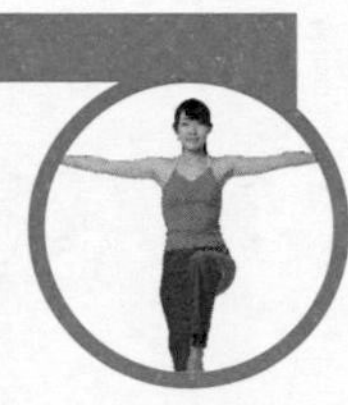

【乳癌患者自然處方：生活篇】

⊙日常飲食務必請教營養師，盡量以白肉，如去皮雞胸肉、不同深海魚肉來取代紅肉。此外，多食用含有許多不同抗癌植化素的蔬果，最好多吃有機蔬果，以免殘留農藥。但如果是正在接受放化療的患者，則要特別避開生機飲食，以免因體內白血球過低，而受到細菌感染。

⊙戒菸，忌甜食（高升糖指數的食物），並避開油炸及含有反式脂肪、酒精、咖啡等食品，可適量飲用綠茶及黃豆製品，但需減少乳製品的攝入，以免增加體內雌激素或是環境荷爾蒙的刺激。

⊙每天量體重，體重若減少五％，則治療效果及預後都會下降，且會增加併發症發生的可能性。但過胖也會造成乳癌復發，因此在所有療程結束後，還是要進行健康減重法（可參考《疾病，不一定靠「藥」醫》一書）。

⊙積極配合醫師治療以及追蹤檢查，如果出現不明原因的骨頭痠痛、頭痛、咳嗽、虛弱，則立即回診檢查。

⊙千萬不要服用來路不明的抗癌偏方。

⊙早睡，多休息，盡量降低工作負荷，培養嗜好幫助紓壓。

⊙養成輕型運動習慣，像是快走、騎自行車、氣功、甩手、太極拳、土風舞或社交舞等，每天早晚各二十～三十分鐘，能幫助降低壓力，增加白血球自然殺手細胞活性，降低癌症復發機率。根據研究，規律運動的乳癌患者不但復發率較低，人生觀也更正面向上。

⊙多聽演講，參與癌友會或是宗教團體，藉由互相幫助及扶持，脫離自怨自艾的心態。

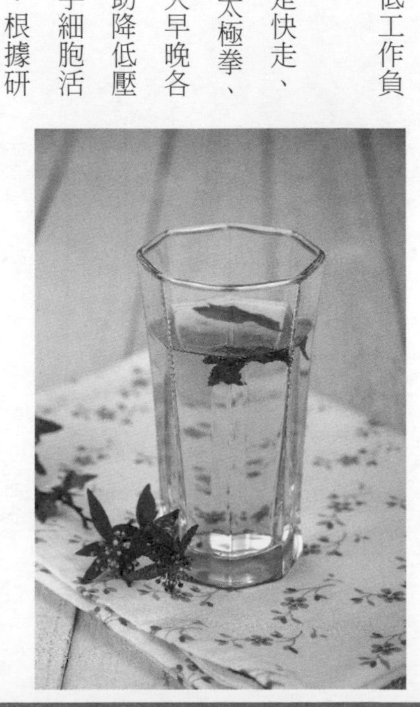

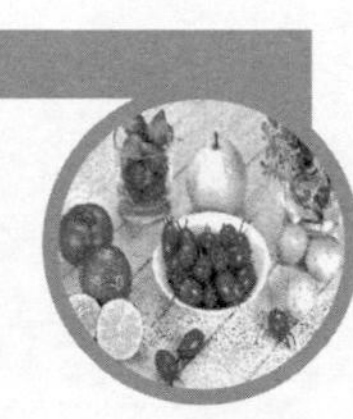

【乳癌患者自然處方：營養篇】

⊙**硒酵母：**一天二〇〇至六〇〇微克硒酵母。硒（Selenium）為抗氧化酵素麩胱甘肽過氧化酶（glutathione peroxidase, GSH－Px）的重要構成微量元素。對於可能已形成的癌細胞，硒可經由硫氧化還原酶（thioredoxin reductase, TR）以及抑制環氧化酶－2（cyclooxygenase-2, COX-2），來抑制癌細胞生成發炎與促使癌細胞凋亡，因此對乳癌、肺癌、小腸癌、大腸癌及肝癌都具有抑制癌細胞生長的結果。但要特別注意的是有機硒（硒酵母、硒甲硫胺酸）比無機硒（亞硒酸鹽、硒酸鹽）在腸道吸收率較高，且較無慢性中毒的危險性。

⊙**維生素B群（包含B_1、B_2、B_6、B_{12}及葉酸）：**每天至少六毫克B_1、六・五毫克B_2、七五毫克菸鹼醯胺（B_3）、七・五毫克B_6、九〇〇微克葉酸、九微克B_{12}等，可提供癌症患者於手術、化療、放射治療後肝臟解毒反應所有輔助因子，增進身體造血、神經保護、能量產生等的反應。

⊙**蕈菇類萃取物：**由有益蕈菇類如靈芝、冬蟲夏草、舞茸、椎茸、雲芝等菌絲組成，含有豐富多醣體、三萜類和微量有機元素如有機鍺（Organic Germanium）。多醣體具有調節免疫的功能，有機鍺能誘導干擾素，干擾素又活化了自然殺手細胞和巨噬細胞，能輔助殺死癌細胞，增強免疫能力和抗癌作用。另外，鍺也具有高度抗氧化作用，可以有效抵抗自由基，避免細胞DNA被破壞導致癌細胞生成。

⊙**輔酵素Q_{10}：**每天補充九〇至三〇〇毫克，加強抗氧化，降低身體因化療及放療造成的氧化壓力，並且減少腫瘤血管新生，減少轉移機會。

⊙**維生素C及E等抗氧化劑：**不同抗氧化劑在體內扮演不同角色，排除自由基，幫助抑制癌細胞增生。

⊙**天然魚油（TG型式）：**每天二〇〇〇至三〇〇〇毫克天然魚油，有抗發炎、抗腫瘤的效果，降低腫瘤轉移機會，促進癌細胞凋亡，維持體重、肌肉質量及肌肉品質。

⊙**十字花科吲哚萃取物（I3C）：**每天三〇〇至四五〇毫克的十字花科蔬菜萃取物吲哚，能抑制癌細胞生長，尤其對於乳癌及卵巢癌效果顯著。英國癌症期刊研究發現，I3C可以降低基因BRCA－1、BRCA－2突變患者乳癌發生的機率。

⊙**左旋麩醯胺酸：**一天一〇至三〇公克左旋麩醯胺酸可以加強乳癌化療的效果，保護消化道黏膜。

⊙**褪黑激素：**睡前一至二毫克褪黑激素不但能幫助入眠，還可以抑制乳癌細胞的分裂、促進乳癌細胞凋亡，抑制脂肪細胞「芳香環轉化酶」（aromatase），間接抑制雌激素的產生。研究發現，褪黑激素可以降低侵襲性乳癌四〇%的風險。

⊙**機能性益生菌：**每天一〇〇億至三〇〇億隻益生菌，可降低乳癌復發率。

⊙**維生素D_3：**每天一〇〇〇至五〇〇〇國際單位維生素D_3，可降低乳癌發生率，減少乳癌轉移，降低骨質疏鬆造成的骨折。我建議每天曬太陽、運動一小時，自己的皮膚就可以合成一〇〇至二〇〇國際單位的維生素D_3了。

⊙**其餘抗氧化劑：**包括薑黃素、前花青素、維生素E、C、綠茶素等，都可以幫助癌細胞凋亡，抵抗自由基。

⊙**薑黃萃取物：**每日三〇〇～六〇〇毫克，薑黃素可以調降發炎NF-KB因子活化，減少全身性發炎反應，並具有促進癌細胞凋亡之作用。

※**注意事項：治療劑量及搭配種類依患者體重、體質、目前西醫治療內容而有所變化。**

劉醫師健康小叮嚀

在我的營養醫學門診中，乳癌患者是諮詢比率最高的，建議各位女性讀者切勿掉以輕心，務必每個月確實利用幾分鐘時間自我檢查，並配合國民健康局的定期乳房篩檢，以便早期發現、早期治療。如果你是屬於之前提到的高危險群，則應該降低飲食中油脂的攝取，並多食用蔬果及養成運動的習慣，最好能規律服用可降低乳癌發生率的營養醫學補充品，幫助自己遠離乳癌的陰影。

處方二 給大腸直腸癌患者的營養配方

大腸直腸癌小檔案

根據國健局癌症登記報告書，民國九十七年共有一萬一千人罹患通稱大腸直腸癌的結腸、直腸、乙狀結腸及肛門癌症，而同年有四千六百八十八人因此癌症死亡，以發生率來說，皆為男女第二位，死亡率男女皆為第三位。換句話說，平均每五十分鐘就有一人得到大腸癌。雖然聽起來大腸直腸癌可說是相當恐怖的殺手，但其實如能妥善治療，存活率可高達九〇%以上。

案例分享

六十五歲的丁先生從台北南下來找我諮詢營養療法，他因為大便帶血一個月，檢查後發現是直腸癌。醫師已經為他先做了放射治療以縮小腫瘤，並進行手術切除腫瘤，也保住了肛門。但他心中相當不甘心，想到自己打拚了一輩子的事業，結果還沒好好享受就面臨此一關卡，一直覺得自己怎麼可能會得直腸癌。

七十歲的范老伯也是大腸癌患者，做過手術半年後，也諮詢過我。范老伯很注意身體保健，平時每天都打太極拳，早上一定喝一杯牛奶，平常愛喝烏龍茶。年初因為肚子有些不舒服，有時消化不好、脹氣，排便的狀況有些改變，原本每天早上一定上大號，而且排便形狀算是漂亮，直到檢查前一個月左右發現有時大便排不太乾淨，一天有時要上兩次，兒子不放心，堅持要他到醫院檢查，檢查後發現，出現糞便帶血的陽性反應，因此醫師進一步安排無痛式大腸內視鏡檢查。結果發現，范老伯右邊大腸（也就是升結腸）有個小腫瘤，經切片確定是大腸癌，建議他開刀。起初范老伯拒絕開刀，但醫師評估認為是第一期，成功機會很大，最後他才同意接受右大腸切除手術，因為採取腹腔鏡手術，所以術後傷口復原很快，預後良好。

有些罹患癌症的患者對於自己是如何罹癌這件事總是感到不解，甚至會道聽塗說，像范老伯有次就問我：「劉醫師，我平常因為牙齒不太好，所以都吃不多，可是書上說得到大腸癌的病人大多是因為肉吃太多了，那我喜歡吃一些豬肝、豬腰子、豬腸子，尤其是五更腸旺，不知道腸旺跟我的腸癌有沒有關係呢？」看到老伯露出靦腆的笑容，我也忍不住笑了起來。

抗癌小筆記

為什麼會罹患大腸直腸癌？

一般說來，大腸直腸癌的危險因子有：

⊙**家族遺傳基因**：家族中、尤其是一等親內有人是結直腸癌症患者的話，罹患結直腸癌的機率會比一般人高二～三倍。

⊙**遺傳性大腸息肉症（FAP）**：這類的人通常在十歲左右，大腸裡就會開始出現成千成萬的小息肉，更可怕的是這些小息肉約在三十～五十歲間會出現癌變。還有遺傳性非息肉大腸癌也是在年紀輕輕就會得到，而此癌是因為基因MLH1或是MLH2基因突變形成的。

⊙**有大腸直腸癌病史者**：那些過去得過大腸直腸癌的患者，就算治癒後仍要留心其他部位的大腸仍可能會再度罹癌。

⊙**慢性發炎性大腸炎**：像是克隆氏大腸炎或是潰瘍性大腸炎，罹患大腸癌機會較高。

⊙**高油脂低纖維飲食**：喜歡吃肉，尤其紅肉如豬肉、牛肉、羊肉及帶皮雞肉，並且飲食內容以油炸物為主者，體內容易產生毒素、氧化油脂、致癌物質，如果又不愛吃蔬菜水果的話，則罹癌機率將大增。根據研究顯示，一天攝取六盎司（一盎司等於二十八•三五公克）紅肉的人，比一天攝取三分之一盎司的人得大腸直腸癌的機率增加三五％，不過，如果每天攝取魚肉三盎司，會降低三〇％罹患大腸直腸癌的機會。二〇〇六年歐洲一項針對四十五萬兩千人的研究就發現，多吃蔬果及魚肉、少吃紅肉是可以對抗大腸直腸癌的。

⊙年齡老化：超過九〇%以上的大腸直腸癌患者皆是五十歲以上的人。

⊙其他：不運動、荷爾蒙因素、抽菸、喝酒、膽囊切除手術等等。

大腸直腸癌的患者一般來說，頭兩年必須每三個月追蹤一次，第三年到第五年則半年追蹤一次，五年之後改為每年定期追蹤一次。每次的定期檢查，醫師都會了解患者的體重、病理報告、飲食狀態、生活品質，並配合血液檢查、腫瘤標記CEA、胸部X光、腹部電腦斷層、骨骼掃瞄、正子攝影等來做為治療參考，但這些並不是唯一的依據，因為當癌細胞非常少時，現代醫學是偵測不到的。

用哪些營養素避開治療後遺症？

依照主流醫學的療法，第一及第二期大腸直腸癌的治療，多以開刀切除為主，而且治癒機會大。不過如果在開刀後的病理報告中發現已出現局部淋巴結侵犯現象，則代表患者屬於第三期大腸直腸癌，因此會建議增加半年左右的輔助性化學治療。

除了化學療法外，大腸直腸癌如今也進入了所謂的「標靶治療」時代，美國食品藥物管理局已通過兩項針對大腸直腸癌發展出來的單株抗體。不過，像表皮生長因子抑制劑「爾必得舒」（Cetuximab）這類標靶藥物的費用相當貴，一個月下來就得花上十多萬新台幣，實在不是大多數患者能負擔的。加上二〇〇九年美國臨床腫瘤醫學會舉辦的「消化道癌症研討會」（ASCO GI）發表的最新研究發現，KRAS基因可分為野生型（wild-type）及突變型（mutant-type），擁有野生型KRAS基因的病患，會對標靶治療有較好的治療反應及存活率，因此台灣在進行治療前會先為患者進行基因檢測，以確定手術前後該使用標靶藥物還是化療，來達到最好的治療效果。而化療藥物有5FU/Leucovorin、草酸鉑（Oxaliplatin）、截瘤達（Capecitabine）或是口服友復（UFT）等，這些藥物的副作用包括白血球低下、腹瀉、疲倦、口腔潰瘍、手足症候群等等，營養處方特別需注意魚油、麩醯胺酸、維生素B群、抗氧化劑的補充。至於標靶藥物爾必得舒的主要副作用有皮膚疹、口腔潰瘍、甲溝炎（腳趾甲邊發炎腫脹、疼痛）等，可補充麩醯胺酸、維生素B群、鋅來幫助症狀緩解。

除了上述在接受主流治療時需要特別留意的營養補充外，針對大腸直腸癌患者，也有一些日常生活保健及營養建議，以下提供給各位讀者參考。

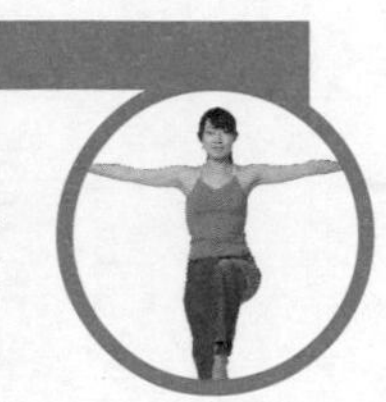

【大腸直腸癌患者自然處方：生活篇】

⊙飲食內容方面，建議還是以白肉如去皮雞胸肉及深海魚肉為主，避開紅肉並多吃含有不同抗癌植化素的蔬果。但因為手術後兩至三個月內，患者的腸黏膜尚未癒合完全，因此攝取蔬果時，須注意纖維質不宜過於粗糙。另外，化療期間在食用有機蔬果時，最好特別留心，以免因白血球過低而有細菌感染的風險。

⊙除了一般的戒菸、忌甜食（高升糖指數的食物會增加胰島素阻抗，增加直腸癌機會）、油炸食物、反式脂肪、酒精、咖啡等飲料的建議外，大腸直腸癌患者還要特別留意酒精所帶來的風險及傷害。

⊙留意體重變化，如果下降五％以上，將影響治療效果及預後，並可能增加併發症的風險。

⊙除了積極配合醫師治療以及定期追蹤檢查外，平時如有不明原因的骨頭痠痛、腹脹、消化不良、血便、咳嗽、虛弱，則應立即回診檢查。

⊙千萬不要服用來路不明的抗癌偏方，以免傷身又傷財。

⊙養成良好的生活習慣，早睡，多休息，減少工作壓力。

⊙養成輕度運動習慣，像是快走、騎自行車、氣功、游泳、甩手、太極拳、土風舞或社交舞等，除了能紓壓外，還能增加白血球自然殺手細胞活性，降低癌症復發的機率。

⊙避免自怨自艾，多參與病友會或是宗教團體，尋求心靈的支持。

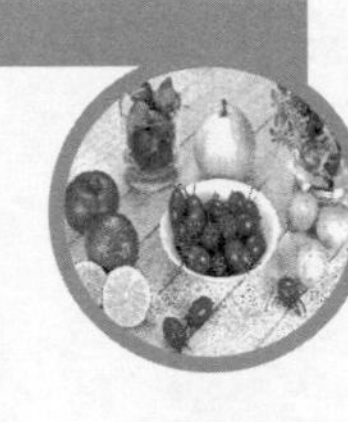

【大腸直腸癌患者自然處方：營養篇】

⊙**硒酵母**：根據美國的研究發現，硒對乳癌、肺癌、小腸癌、大腸癌及肝癌都具有抑制癌細胞生長的結果。建議一天可服用二〇〇至六〇〇微克。

⊙**大蒜精**：每天兩次六〇〇毫克的大蒜精粉，可抑制大腸腫瘤細胞生長，也可以抑制血管新生，降低腸癌轉移。

⊙**葉酸**：最好每天服用九〇〇微克葉酸，可預防大腸癌細胞的癌變，建議以維生素B群型式來補充。

⊙**蕈菇類萃取物**：這些蕈菇類含有微量有機元素如有機鍺（Organic Germanium），並含有多醣體能幫助調節免疫功能。

⊙**輔酵素Q10：**可每天補充九〇至三〇〇毫克，避免化療及放療的傷害，並減少腫瘤血管新生，減少轉移機會。

⊙**維生素E：**研究發現，維生素E可以促進大腸癌細胞凋亡以及減少癌細胞增生，對於晚期大腸癌患者提升體內自然殺手細胞的活性有很大助益，可一天補充四〇〇至八〇〇國際單位。

⊙**天然魚油（TG型式）或亞麻仁籽油：**可每天補充二〇〇〇至四〇〇〇毫克天然魚油或亞麻仁籽油，幫助體內抗發炎及誘導腸癌細胞凋亡，減少腸癌轉移機率。

⊙**白藜蘆醇植化素：**一天二至三匙白藜蘆醇萃取粉，能抑制大腸直腸癌細胞的發展。

⊙**十字花科吲哚萃取物（I3C）：**每天三〇〇至四五〇毫克的十字花科蔬菜萃取物吲哚，能抑制大腸癌細胞生長。

⊙**左旋麩醯胺酸：**研究發現，左旋麩醯胺酸可以降低大腸直腸癌化療造成的腹瀉症狀並改善腸黏膜滲透壓。可一天補充一〇至三〇公克。

⊙**褪黑激素：**每天睡前服用一至二毫克，不但可幫助睡眠，還能促進大腸癌細胞凋亡。

⊙**機能性益生菌：**每天服用一〇〇億至三〇〇億隻益生菌，可預防大腸瘜肉癌變，提升大腸直腸癌患者的免疫力。

⊙**維生素D_3：**每天一○○○至五○○○國際單位維生素D_3，可降低大腸直腸癌的發生率。

⊙**其餘抗氧化劑：**包括薑黃素、前花青素、維生素C、生物類黃酮、綠茶素、槲皮素等，都可以幫助癌細胞凋亡，抵抗自由基。

⊙**薑黃萃取物：**每日三○○～六○○毫克，薑黃素可以調降發炎NF-KB因子活化，減少全身性發炎反應，並具有促進癌細胞凋亡之作用。

※注意事項：治療劑量及搭配種類依患者體重、體質、目前西醫治療內容而有所變化。

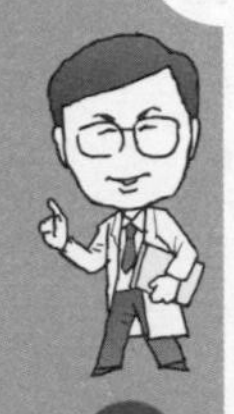

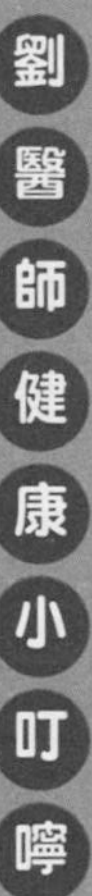
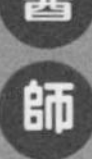
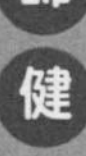
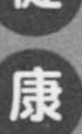
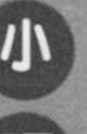
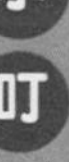

劉醫師健康小叮嚀

大腸直腸癌早期發現的治癒率是相當高的，因此我建議最好能配合政府的大腸癌篩檢，以便早期發現、早期治療，並透過營養醫學的幫助，順利完成治療，降低癌症復發的機會。像案例中的丁先生及范老伯就是遵循我所提供的營養醫學處方保養，不但成功抗癌，還能維持良好體力，讓生活品質不受影響。

處方三 給頭頸癌（口腔癌、鼻咽癌）患者的營養配方

頭頸癌小檔案

頭頸癌是一個通稱，以部位來看，包括口腔、鼻咽、口咽、下咽、喉部、唾液腺、鼻腔鼻竇、耳部、甲狀腺等處的癌症都算。

根據衛生署資料顯示，民國九十七年新發生的頭頸癌患者有一萬零二十九例，死亡人數為三千七百一十四例，其中以跟抽菸、喝酒、吃檳榔有關的口腔癌、口咽癌、下咽癌最為可怕，其發生率及癌症死亡率皆為男性的第四位，而且治療過程及照顧相當辛苦。

案例分享

張先生才三十五歲，正值壯年，九年前因口腔有一些白斑來找我診治，當初除了將白斑以雷射手術切除外，其病理報告也是良性的，但在治療過程中發現他有吃

檳榔的習慣，一直勸他戒掉，但他卻始終都沒辦法做到。去年他因為右邊舌頭破了一個洞，長達三個星期都沒有好，所以又來找我。當時我直覺不妙，因為他舌頭上的破洞和一般良性的口腔潰瘍不同，切片化驗後果然是口腔癌，好在還沒有出現轉移現象。當張先生知道確定是口腔癌時，他相當震驚，一直說不出話來，一旁陪他前來的越南新娘也跟著哭了起來。因為屬於第一期，我建議他盡快做手術切除癌腫瘤，因此張先生接受了部分舌頭腫瘤切除手術，脖子的淋巴腺也一併部分切除，治療半年後，對說話和飲食影響並不大。

一般說來，口腔的病變相當多，不論是白色的斑塊（俗稱白斑），或是更恐怖的紅色斑塊（俗稱紅斑），都要注意，因為這些口腔的斑塊都算是癌前病變，如果不提早以雷射手術去除，未來變成口腔癌的機率有三至一八％，占相當高的比例。而且就算切除這些紅白斑，如果和案例中的張先生一樣，有抽菸、酗酒、嚼食檳榔習慣又不肯戒掉的話，那麼將來發生口腔癌的機率還是會很高。

抗癌小筆記

為什麼會得到口腔癌？

引發口腔癌的原因包括吃檳榔、喝酒、抽菸、假牙裝配不當、病毒感染（人類乳突病毒）等。其中，像是檳榔就是國人口腔癌的最大兇手，因為檳榔的組成包括檳榔青、荖葉、荖藤及石灰。而檳榔青內所含的多種檳榔植物鹼及荖葉內所含的酚皆具有促癌活性，荖藤所含的黃樟素也是致癌物，加上嚼檳榔時的粗纖維也會造成口腔黏膜被反覆地機械性摩擦，導致口腔出現白斑、紅斑、纖維化甚至演變成口腔癌。一九九五年高雄醫學院的研究便指出，如果不抽菸、不喝酒、不嚼檳榔得到口腔癌的機率是一的話，那麼只抽菸的人得到口腔癌的機率約為一般人的十八倍，而只嚼檳榔得到口腔癌的機率是二十八倍，嚼檳榔又抽菸的人得到口腔癌的機率是八十九倍，如果嚼檳榔、抽菸、喝酒三樣都來的話，罹病率則會大增至一百二十三倍。

為了避免因口腔癌而喪失寶貴的生命，除了要戒菸、戒檳榔外，一旦發現有口腔潰瘍、口腔腫瘤、口腔疼痛、牙關緊閉、口臭、頸部腫塊、口腔出血等症狀時更應趕快求醫，並盡快做切片檢查。

一旦罹患口腔癌，那麼確認癌症的分期可以幫助醫生決定療法及了解預後情形。一般說來，口腔癌第一、二期的五年存活率，一般高於六〇%以上，如果是第三、四期口腔癌，那五年存活率就低於五〇%及三〇%以下。上述的張先生屬於第一期口腔癌，因此五年的存活率高達六〇%以上。

抗癌小筆記

口腔癌如何分期？

依據國際癌症聯盟及美國癌症聯合委員會的癌症分期系統，口腔癌分期如下：

1. 第一期：病灶小於二公分，無頸部淋巴結及全身轉移。
2. 第二期：病灶大於二公分小於四公分，無頸部淋巴結或全身轉移。
3. 第三期：病灶大於四公分或任何大小，且有單側（同側）一個小於或等於三公分的頸部淋巴結轉移。
4. 第四期：腫瘤侵犯鄰近組織或任何大小之病灶有超過三公分的頸部淋巴結轉移，或有多個淋巴結轉移，或是有遠處轉移的病灶。

用特殊癌症腫瘤配方抑制癌細胞及維持體重

口腔癌的治療會依照癌症分期而有不一樣的作法，案例中的張先生是一期，因此主流療法為手術切除。但五十歲的范先生就沒那麼幸運了，一來門診時，經診斷已是第四期口腔癌，無法開刀的他接受化療以及放射線治療（CCRT）的同步療法，因此出現許多不同程度的副作用，包括口腔黏膜炎、無食慾、噁心、嘔吐、腹瀉、嚴重咽喉痛、白血球下降、體重減輕、感染等。因此我提醒他在接受化療及放療外，一定要特別注意營養的補充，並建議他使用複方癌症腫瘤配方，包括以天然魚油（TG型式）、各種蕈菇類多醣體、各種維生素、礦物質、鋅、硒、抗氧化劑、Q_{10}、優質蛋白質胺基酸、麩醯胺酸、酵素等組合成的配方，全方位提供抗癌營養素、熱量等。從動物實驗及人體試驗中可發現，腫瘤營養配方在癌症治療期間，可提供足夠的抗癌營養成分以及熱量，不僅可減少病情惡化及增強免疫力，更具有輔助治療癌症的功效。

因此范先生在配合腫瘤科醫師治療和我的營養醫學輔助療法之後，原本體重七十三公斤的他，在接受長達三個月的療程後，體重只減輕兩公斤，可說是不可思

議。因為大多數患者經過化放療後，體重大多數會減少五～一〇%，導致生活品質下降，也造成身體抵抗力差及抗癌失敗的後遺症。

我很欣慰在營養處方的支持下，范先生的癌症目前已經追蹤四年了，仍未有復發跡象。

放療、化療時一定要有的營養保護

我在先前提過，頭頸癌是包含頸部、頭部區塊的癌症，因此除了口腔癌外，鼻咽癌也是對國人影響相當大的癌症。鼻咽癌因為解剖位置特殊，大多不建議開刀而是以化放療法為主，雖然治癒率高，但是要特別留意放射治療所帶來的副作用，如口腔黏膜炎、白血球減少、吞嚥困難、皮膚紅腫等，因此配合營養醫學輔助療法將可以降低其發生率和嚴重程度，治療後患者的復原也較快。

以我的另一位病患楊先生為例，他就是因為脖子長了一顆腫塊，來門診檢查才發現是鼻咽癌第三期。楊先生在接受化療加上放射治療時，因為嚴重口腔潰瘍糜爛，體重三個月就掉了五公斤，差點無法繼續療程。後來經過營養師的協助以及我持續給予包括薑黃萃取物、天然魚油、蕈菇類多醣體、硒酵母、Q_{10}、維生素B群等營養醫學輔助療法的建議，楊先生終於成功完成了所有療程，並且在治療完六個月後不再受副作用之苦。從接受治療到現在已經六年了，楊先生的癌症也都沒有復發的跡象。

另外，還有一位鼻咽癌四期，而且癌細胞已經侵入腦內的蔡先生，在歷經放療、標靶以及化療後卻仍無法根除腫瘤，本來醫師估計只剩三至六個月的生命，但是他完全依照我上述提及的營養處方，加上接受血液腫瘤科醫師十多次的後續化療後，目前已經存活超過兩年。可見除了患者自己的求生意志外，營養處方也能提供最好的幫助。

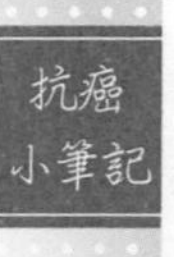

頭頸癌的症狀

由於頭頸癌是通稱，因此如果出現以下症狀時，建議早點就醫確認，才能早點接受治療，達到最佳治療時機。

⊙**頸部腫塊**：特性是不移動、不痛、逐漸變大，可能是鼻咽癌、咽喉癌、口腔癌、食道癌或其他癌症轉移（肺癌、乳癌、胃癌等），或是唾液腺腫瘤、甲狀腺腫瘤。

⊙**鼻涕或是痰中帶血**：可能是鼻咽癌、鼻腔鼻竇癌、下咽癌、支氣管癌或其他。

⊙一邊耳朵耳鳴或是聽力下降：可能是鼻咽癌、鼻腔鼻竇癌、聽神經瘤等。
⊙聲音沙啞：喉癌、下咽癌、支氣管肺癌等。
⊙不明原因的喉嚨痛：下咽癌、食道癌等。
⊙其他特殊症狀：如頭痛、複視、舌頭歪斜等，可能是鼻咽癌併發顱底侵犯。

以下是我針對頭頸癌患者所提出的日常生活保健及營養建議，希望可以幫助各位讀者更有信心地面對癌症。

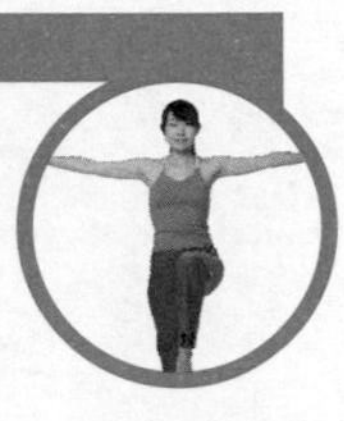

【頭頸癌患者自然處方：生活篇】

⊙飲食建議和其他癌症一樣，以白肉為主，像是去皮雞胸肉及深海魚肉，並多食用有機蔬果，但要切記，如果是在化放療期間，口腔出現嚴重潰瘍破洞時則不可生食。

⊙有ABC者（A表示Alcohol喝酒、B表示betel nut檳榔、C表示cigarette抽菸）必須戒菸、戒酒、戒檳榔，否則治療完後復發率較高。

⊙頭頸癌患者需養成每天量體重的習慣，體重若減少五％，則治療效果及預後會下降，也會增加併發症的風險。

⊙應積極配合醫師治療以及追蹤檢查，如有不明原因的頸部腫瘤變大、骨頭痠痛、吞嚥疼痛、頭痛、咳血、鼻涕有血，需立即回診檢查。

⊙千萬不要服用來路不明的抗癌偏方。

⊙早睡，多休息，避免壓力過大。

⊙養成早晚運動二十至三十分鐘的習慣，增加體內白血球的活性，降低癌症復發的機率。

⊙頭頸癌患者在手術後可能影響顏面外觀及說話能力，因此應該參與癌友會或是宗教團體，藉由互相幫助及扶持，重建信心。

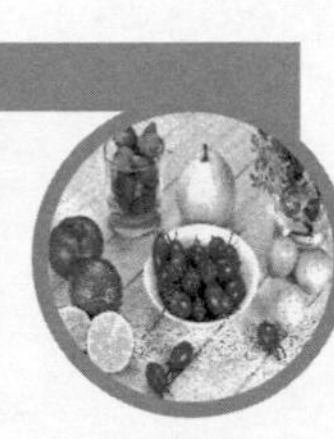

【頭頸癌患者自然處方：營養篇】

⊙**左旋麩醯胺酸：**研究發現，左旋麩醯胺酸可以保護消化道及口腔黏膜，並促使破損的黏膜迅速恢復，因此在化放療期間，應該一天補充一〇至三〇公克。

⊙**硒酵母：**可抑制癌細胞生成發炎與促使癌細胞凋亡，一天應補充二〇〇至六〇〇微克硒酵母。

⊙**茄紅素：**一天補充五～一〇毫克，可抑制口腔鱗狀上皮細胞癌的生長。

⊙**維生素A（β－胡蘿蔔素）：**維生素A對於黏膜細胞具有抗氧化、修復受損DNA的作用，但是要注意可能會累積在肝臟產生毒性，因此建議以維生素A前驅物β－胡蘿蔔素來補充，建議一天五〇〇〇～一〇〇〇〇國際單位維生素A或β－胡蘿蔔素。

⊙**維生素B群（包含B_1、B_2、B_6、B_{12}及葉酸）：**每天至少六毫克B_1、六・五毫克B_2、七五毫克菸鹼醯胺（B_3）、七・五毫克B_6、九〇〇微克葉酸、九微克B_{12}等，可提供癌症患者於手術、化療、放射治療後肝臟解毒反應所有輔助因子，幫助身體造血、神經保護、能量產生等反應。

⊙**蕈菇類萃取物：**補充這類多醣體可以增強免疫能力和提升抗癌作用。

⊙**輔酵素Q_{10}：**每天可補充九〇至三〇〇毫克，加強抗氧化，降低身體因化療及放療造成的氧化壓力，並減少腫瘤血管新生，避免癌細胞轉移。

⊙**維生素C及E等抗氧化劑：**不同抗氧化劑在體內扮演不同角色，可排除自由基，幫助抑制癌細胞增生。

⊙**天然魚油（TG型式）：**每天二〇〇〇至四〇〇〇毫克天然魚油，幫助身體抗發炎，降低腫瘤轉移機會，促進癌細胞凋亡，維持體重、肌肉質量及肌肉品質。

⊙**機能性益生菌：**每天補充一〇〇億至三〇〇億隻益生菌，恢復消化道因化放療造成的菌相破壞。

⊙**其他抗氧化劑：**包括薑黃素、前花青素、維生素E、C、D_3、綠茶素等，可幫助癌細胞凋亡，抵抗自由基。

⊙**薑黃萃取物：**每日三〇〇～六〇〇毫克，薑黃素可以調降發炎NF-KB因子活化，減少全身性發炎反應，並具有促進癌細胞凋亡之作用。

※**注意事項：治療劑量及搭配種類依患者體重、體質、目前西醫治療內容而有所變化。**

處方四　給肺癌患者的營養配方

肺癌小檔案

根據衛生署資料，二〇〇八年共有九千五百一十六人診斷為肺、氣管惡性腫瘤，死於此腫瘤者有八千零九十四人，發生率男女皆為第三位，死亡率排名為女性第一位，男性第二位，也是國人聞之色變的恐怖殺手。特別在許多名人如前副總統蕭萬長、天主教樞機主教單國璽、孫越等皆罹患此症，單主教更在抗癌多年後往生，更讓國人越來越重視，深怕自已也是高風險一族。

案例分享

四十七歲的張小姐原先有些乾咳，本來她不以為意，但一個月後發現脖子上有一顆腫塊，歷經一連串檢查後發現，已經是肺腺癌第四期。深受打擊的她只好無奈地接受化療及放射治療，最後經人介紹來我的營養醫學門診諮詢。對於不抽菸、不喝酒、很少下廚的她來說，心中始終有個大謎團，那就是：為什麼會得到肺腺癌？

七十五歲的張伯伯因斷斷續續咳嗽，一個月前在某醫學中心照胸部X光，醫師認為沒問題，只是普通氣管炎，但菸齡長達五十年的張伯伯還是不太放心，於是來找我，再照一次X光，結果發現是肺癌，經胸腔科醫師診斷確定是肺鱗狀上皮細胞癌第三期。對此，張伯伯的家屬相當難過，同時對於第一次的X光片沒有檢查出來非常不解。

肺癌近幾年來已經躍升女性癌症死亡率的第一位，對女性的威脅甚至比乳癌還大，同時也是男性死亡率的第二名，實在是不容小覷的危險殺手。案例中的張小姐不解她為什麼會得癌症，張伯伯不解為什麼無法立刻檢查出來，那是因為雖然抽菸、廚房油煙都是高風險因子，但還有很多像是遺傳、二手菸、雌激素等風險因子都有可能導致肺癌。至於張伯伯的疑惑，並非第一次檢查的醫生失職，而是因為一般胸部X光檢查診斷肺癌異常率只達七〇％，如果能加上側面也照一張，可幫助診斷提升至八五％，所以X光檢查正常不代表一定沒問題。而胸部電腦斷層（尤其是高解析度斷層HRCT）則可以偵測三～五公釐（mm）的腫瘤，連縱膈腔的淋巴腺也可以看得清楚，因此，如果有任何懷疑時，最好可以多做檢查，以便早日發現癌蹤。

一般說來，肺癌的判斷會依組織病理型態分為：

一、**小細胞癌**：約占一五%左右，分為局限型和擴散期，一般都需要接受化療，放療則視情形而定。

二、**非小細胞癌**：約佔八五%，又分為鱗狀上皮細胞癌、腺癌、大細胞癌等，第一、二期以手術切除為主，輔以化療、放療，三期則視情形決定可否手術，四期則以化療為主，標靶藥物也是治療選擇項目。

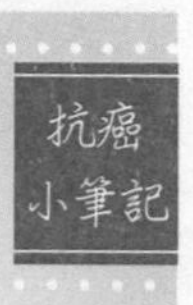
抗癌小筆記

為什麼會得到肺癌？

⊙**吸菸**：是造成肺癌的主因，越早吸菸、菸量越大，越容易得肺癌。

⊙**二手菸**：即使不吸菸，長期暴露在二手菸，甚至三手菸的環境下，也難逃罹患肺癌的風險。

⊙**空氣污染**：工業區，甚至一些污染源包括家中建材的放射性氡、木材的甲醛等都是致癌物質。

⊙**炒菜油煙**：高溫爆炒易使油產生許多致癌物質，如多環芳香煙碳氫化合物、丙烯醛、苯並芘等，因此炒菜油煙也成了肺癌的高風險因子。

⊙職業災害：暴露於如氡、石綿、二氯甲基醚、多環芳香烴、鉻、鎳及有機砷化合物等致癌物環境內的工作人員，易有肺癌風險。
⊙遺傳因子：雙親中有一人罹患肺癌的話，其子女罹患肺癌的機率增加五倍。
⊙雌激素：根據二〇〇四年美國內科醫學期刊發表的研究發現，雌激素會誘使肺非小細胞癌增生，因此可以部分解釋為何不吸菸、無家族史的婦女會罹患肺癌。
⊙其他原因：如感染（肺結核、乳突病毒）、年齡大等。

手術、放療、化療時一定要有的營養保護

肺癌的主流治療一般分為手術、化療、放射治療、標靶治療。第一及第二期的非小細胞肺癌以手術切除腫瘤為首選治療，不過麻煩的是，許多肺癌一發現就是第三、第四期，因此無法以手術根除，此時一定要藉由化療，特別是所有小細胞肺癌或是第三、第四期非小細胞肺癌。另外，針對無法手術切除的部位、轉移性腫瘤（如腦部）或是手術切除不乾淨時，放療也是必要的治療手段。而一般民眾所寄予厚望的標靶藥物也不是萬靈丹，像是Gefitinib（Iressa，艾瑞莎）或是Erlotinib（Tarceva，得舒緩）都是表皮生長因子受體「酪胺酸激酶」酵素專一性抑制劑，的確可以抑制

腫瘤細胞生長以及轉移，但多半只能應用在化療無效的小細胞肺癌患者身上，而且容易出現抗藥性。在選擇標靶藥物前，建議肺癌病友可以先自費進行上皮細胞生長因子接受器（EGFR）基因檢測，因為對基因突變的患者來說，標靶藥物會比較有效，幸運的是，不吸菸的東方女性比較會發生EGFR突變，因此使用標靶藥物治療的效果較佳。

由於肺癌不易確診，往往發現時都比較晚了，通常會合併多種療法來抗癌，因此如何降低治療副作用是非常重要的。案例中的張小姐就以積極的態度來面對治療，同時也完全遵照我的營養處方建議，包括硒酵母、蕈菇類多醣體、綜合抗氧化劑、輔酵素Q_{10}、機能性益生菌、天然魚油等，不但化療時副作用降低，也能維持體重，治療效果極佳。

另外，一位五年前罹患肺腺癌第四期的患者因惡性肺積水住進加護病房，插管給予呼吸器支持療法，家屬徵詢我的意見後並取得主治醫師的同意，從鼻胃管灌食大劑量的營養處方（一天Q_{10}九〇〇毫克，硒酵母一八〇〇微克，含有機鍺一五〇〇毫克的蕈菇類多醣體等），結果三天後不但可以拔管，肺積水的症狀也消退，之後繼續服用營養處方，不但腫瘤減小，原本預估只剩一至二個月的生命，居然延長至三年半，讓他的主治醫師驚訝不已，再次證明營養處方對於癌症患者來說有多重要。

以下是我針對肺癌患者所提出的日常生活保健及營養建議，提供給各位讀者參考。

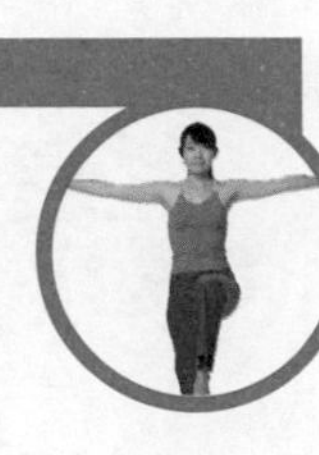

【肺癌患者自然處方：生活篇】

⊙戒菸，是最重要的大原則，如果不戒菸的話，就算治療，復發率也會相當高。如果不知如何戒菸是好，可以諮詢各醫院的戒菸門診，或是想抽菸時口含維生素C咀嚼錠，都會有幫助。

⊙飲食方面也是以白肉為主，並多食用蔬果，但在化放療期間應注意感染風險，避免攝取生機飲食。此外，切記甜食（高升糖指數的食物）、油炸食物、反式脂肪、酒精、咖啡等要避免。

⊙有接受雌激素療法的女性應停止補充雌激素。

⊙注意體重變化，不要減少五％以上。

⊙應積極配合醫師治療以及追蹤檢查，如果出現不明原因的骨頭痠痛、頭痛、頭暈、視力模糊、黃疸、咳嗽、虛弱，則立即回診檢查。

⊙千萬不要服用來路不明的抗癌偏方。

⊙睡眠作息要正常，避免高壓的工作。

⊙養成早晚運動的習慣，降低肺癌復發的機率。

⊙藉由支持團體的鼓勵，增加身心靈平衡。

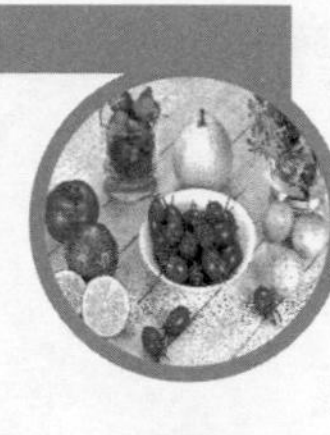

【肺癌患者自然處方：營養篇】

⊙**硒酵母**：每天應補充六〇〇至一二〇〇微克硒酵母，抑制癌細胞生長。最好選擇有機硒（硒酵母、硒甲硫胺酸），可增加腸道吸收率。

⊙**輔酵素 Q_{10}**：每天補充九〇至三〇〇毫克，加強抗氧化，降低身體因化療及放療造成的氧化壓力，並且減少腫瘤血管新生，減少轉移機會。

⊙**蕈菇類萃取物**：補充蕈菇類多醣體可以幫助促進癌細胞凋亡，提升化療及放療時之免疫力。

⊙**維生素C及E等抗氧化劑：**不同抗氧化劑能在體內扮演不同角色，可幫助抑制癌細胞增生。

⊙**天然魚油（TG型式）：**每天二〇〇〇至四〇〇〇毫克天然魚油，除了可抗發炎、抗腫瘤外，還能維持體重、肌肉質量及肌肉品質。

⊙**綜合抗氧化劑：**包括維生素C、E、硒、類黃酮、類胡蘿蔔素，可降低肺癌發生率，對男性抽菸者特別有助益。

⊙**維生素B群（包含B_1、B_2、B_6、B_{12}及葉酸）：**每天至少六毫克B_1、六‧五毫克B_2、七五毫克菸鹼醯胺（B_3）、七‧五毫克B_6、九〇〇微克葉酸、九微克B_{12}等，可幫助身體造血、保護神經及產生能量。

⊙**左旋麩醯胺酸：**一天一〇至三〇公克，可避免化療時腸黏膜受損。

⊙**褪黑激素：**每天在睡前可補充一至二毫克。對非小細胞肺癌患者來說，化療時服用褪黑激素不但可幫助入眠，還可以增加腫瘤細胞反應率，增加五年存活率。

⊙**機能性益生菌（含菊糖）：**每天一〇〇億至三〇〇億隻益生菌，能幫助改善腸道菌叢平衡，調節免疫力。

⊙**維生素D_3：**每天一〇〇〇至五〇〇〇國際單位維生素D_3，可以增加肺癌存活率。

服用營養品外，建議每天適度曬太陽、運動一小時，靠皮膚合成一〇〇至二〇〇國際單位維生素D_3，其他再藉由營養品補充即可。

⊙薑黃萃取物：每日三〇〇～六〇〇毫克，薑黃素可以調降發炎NF-KB因子活化，減少全身性發炎反應，並具有促進癌細胞凋亡之作用。

⊙白藜蘆醇植化素：每天三小匙，其內的葉綠素、纖維素、抗氧化酵素SOD等，可協助腸道的正常生理修復，調節免疫系統，清除呼吸道的自由基。

⊙綠茶素：每天二～三公克綠茶素，其所含的EGCG具促進肺癌細胞凋亡效果，如果腸胃功能不錯，不妨平時多喝綠茶。

⊙乳薊草（牛奶薊）：含有生物類黃酮，不但可以穩定肝細胞膜的作用，還具有抑制肺癌細胞的作用。

⊙其他：如黃耆、人參、葡萄籽萃取物、大蒜精、γ次亞麻油酸等，研究發現可以提升白血球T細胞活性、抗發炎、輔助抗癌。

※注意事項：治療劑量及搭配種類依患者體重、體質、目前西醫治療內容而有所變化。

處方五 給肝癌患者的營養配方

肝癌小檔案

肝病一直是國人引以為恥的「國病」，依照二〇〇八年衛生署癌症登記年度報告，肝癌在男性發生率排名第一，癌症死亡率也是第一位，女性發生率是第四位，死亡率是第二，可說是殺傷力相當大的一種癌症。

案例分享

五十五歲的張先生在歷經肝癌手術後到我的營養醫學門診作諮詢，其實早在三年前他就曾因為手術切除右側肝癌，本以為沒有問題了，卻在半年前追蹤後發現肝出現三顆小於兩公分的腫塊。對於開刀無法根治這件事來說，他相當不能諒解，因此醫師建議他接受放射光子刀療法。麻煩的是，他在手術後仍然不改抽菸及喝酒的習慣，而且經常熬夜，不懂得好好調養身體。

四十七歲的黃先生就不一樣了，他不菸不酒，卻是B肝帶原者，固定半年定期接受抽血（α胎兒蛋白，AFP）以及肝臟超音波檢查。五年前他的肝臟長了一顆兩公分大的腫瘤，切除後至今仍未復發，重視養生的他經人介紹來我的營養醫學門診，希望能找到合適的保健方式。

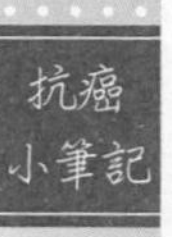
抗癌小筆記

為什麼會得到肝癌？

一般說來，肝癌和以下幾點有關係：

⊙**肝硬化**：肝炎、肝硬化、肝癌是肝臟癌化三部曲，有的甚至會直接從肝炎跳到肝癌。所謂肝硬化是指肝臟細胞漸漸被纖維化組織取代，並影響肝臟排毒機制，導致細胞癌變機率增加，像病毒、藥物、酒精、污染、脂肪肝等都有可能造成肝硬化。

⊙**病毒感染**：根據醫學研究，B型以及C型肝炎病毒已經確定是肝癌的高風險因子，所幸台灣自一九八四年開始，便全面實施初生嬰兒B型肝炎疫苗接種，B肝患者已經漸漸變少，如今肝癌的主要成因以C型肝炎為主。

⊙**酒精**：酒精容易造成肝臟硬化，進而演變成肝癌，歐美國家酗酒人口多，因酒精造成肝癌的比率也較高。

⊙**黃麴毒素（Aflatoxin）**：以黃麴毒素B為主要毒素，來源包括發霉的穀物、花生、玉米、豆腐乳、臭豆腐，甚至是保存不當的咖啡。

⊙**其他**：如製造塑膠的氯乙烯和重金屬砷等也與肝癌有關。而脂肪肝及非酒精性脂肪性肝炎（Non-alcoholic steatohepatitis, NASH）也可能與肝癌有關。

通常在診斷出肝癌後，醫師團隊會依照癌症期別、患者體能狀態來安排治療，常見的治療方法有：

一、手術：如果符合條件的話，切肝甚至是肝臟移植是清除肝癌最好的方式，其次還有腫瘤內酒精或冰醋酸注射、肝腫瘤射頻手術、經導管動脈化療栓塞法（TACE）等。

二、放射治療：肝癌細胞對於放療的敏感度佳。

三、標靶治療：如Bevacizumab（Avastin，癌思停）、Erlotinib（Tarceva，得舒緩），但一般反應率約一〇%，意思是說這些標靶藥物對肝癌患者幫助有限，另外，沙利竇邁（Thalidomide）使用在肝癌患者身上，主要在抑制血管增生。

四、化療：一般來說效果並不佳。

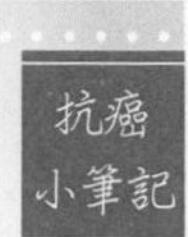

肝癌分期法

先前提過，癌症分期對治療是相當有幫助的依據。但每種癌症的分期並不一樣，肝癌的分期以所謂BCLC分期（Barcelona Clinic Liver Cancer staging system）為基礎，並且合併Okuda分期（Okuda staging system），再參酌自我照顧功能分期（Performance status, PST）來訂出治療之流程和原則。所謂Okuda分期包含白蛋白數值、膽紅素、肝腫瘤大小、腹水有無等，都是判斷依據。患者及家屬應和醫師討論目前癌症期別以及治療方式、治療的利弊得失等，才能有最好的治癒機會。

放療、化療時一定要有的營養保護

案例中的黃先生在來找我諮詢前，自己已研讀許多保健常識，並知道肝臟保健的第一重點就是不要聽信偏方、廣告、親友團的建議等而亂服用保健食品。他的作法沒有錯，因此他除了配合醫師的治療並持續追蹤外，還定期跟我討論營養醫學保健法，讓身體維持在最佳狀態，交替搭配的營養處方清單，包括乳薊草成分護肝錠、輔酵素Q_{10}、維生素B群、含菊糖的機能性益生菌、植物酵素、天然魚油、磷脂膽鹼、蕈菇類多醣體、硒酵母等。

此外，我還要特別提醒各位讀者，一定要留意「腸漏症」對肝癌的傷害。我曾在拙著《疾病，不一定靠「藥」醫》中介紹過，如果腸道黏膜因為食物消化不完全、食物過敏或是不耐症、細菌菌叢失衡、藥物破壞、自由基氧化壓力等，造成腸細胞滲透壓改變、過濾出現問題，毒素、致癌物質、大分子、過敏物質會直接經過靜脈系統送至肝臟處理，此時肝臟得承受更大壓力。因此建議讀者應多留意「腸漏症」的問題，如果正在治療肝癌者，更是不容忽視。

抗癌小筆記

肝臟的解毒機制

大家都知道肝臟是身體重要的解毒器官，但你知道肝臟是如何解毒的嗎？了解肝臟的解毒機制可以幫助你知道如何降低肝臟的負擔，減少罹癌的可能。

肝臟的解毒系統是集合一百多種酵素組合而成的，稱為細胞色素 P450（cP450），透過系統的轉化，可以將脂溶性毒素轉換成水溶性無毒廢物，經膽汁或是尿液排泄出去，舉凡腸子吸收進來的或是血液中存在的毒素，都是 cP450 這個解毒系統的重責大任。一旦出現解毒不完全、解毒不平衡或是解毒所需營養素不足，就會造成嚴重的肝臟損傷。

我建議肝癌患者除了上述治療時特別的營養建議外，也需要注重日常生活的保養及營養品的補充。

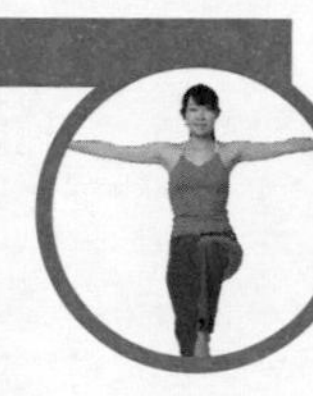

【肝癌患者自然處方：生活篇】

⊙不要亂吃補品或是其他非醫師、非專業營養師所推薦的保健食品，以免增加肝臟解毒系統 cP450 的負擔。

⊙進食需細嚼慢嚥，並以白肉及蔬果為主。

⊙避免因環境、飲食及特殊職業所接觸到的毒物進入體內，包括女性雌激素（如荷爾蒙療法）、煙燻燒烤食物、塑化劑、過多鐵劑的補充等。

⊙務必戒酒、戒菸。

⊙避免食用甜食（高升糖指數的食物）、油炸食物、反式脂肪、咖啡等。

⊙養成量體重的習慣，避免體重減少五％以上。

⊙配合醫師治療以及追蹤，如果有不明原因的骨頭痠痛、咳嗽、腹脹、頭暈、黃疸、水腫、虛弱，則立即回診檢查。

⊙盡量在晚上十點前就寢，並減少工作負擔，以免壓力造成免疫力失衡。

⊙天天做輕度運動，像是快走、騎自行車、氣功、甩手、太極拳、土風舞或社交舞等都不錯。

⊙多參與癌友會或是宗教團體，少抱怨，藉由互相幫助及扶持，建立正確抗癌觀念。

【肝癌患者自然處方：營養篇】

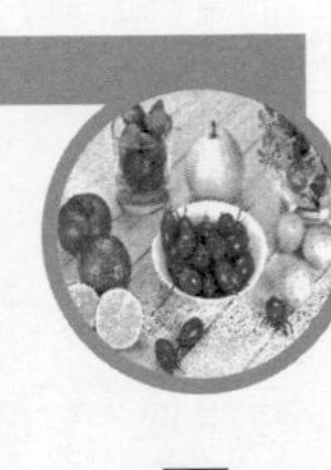

⊙**蕈菇類萃取物：**這些菇類所含有的多醣體具有調節免疫的功能，可以增加免疫活性、提升肝癌患者生活品質、延長晚期肝癌患者的存活期。

⊙**硒酵母：**一天補充二〇〇至六〇〇微克硒酵母，以期有效抑制癌細胞的生長。

⊙**維生素B群（包含B_1、B_2、B_6、B_{12}及葉酸）：**每天至少六毫克B_1、六・五毫克B_2、七五毫克菸鹼醯胺（B_3）、七・五毫克B_6、九〇〇微克葉酸、九微克B_{12}等，可降低手術、化療、放射治療等對肝臟的傷害。

⊙**機能性益生菌：**每天一〇〇億至三〇〇億隻益生菌，可改善腸漏症，降低肝臟解毒負擔。

⊙**乳薊草（牛奶薊）：**含有生物類黃酮，可以穩定肝細胞膜的作用，還可以提升肝細胞內抗氧化酵素麩胱甘肽（glutathione），並促進肝癌細胞的凋亡。

⊙**輔酵素Q_{10}**：每天九〇至三〇〇毫克，能提升抗氧化能力，減少腫瘤血管新生，降低癌細胞轉移機會。

⊙**維生素C**：每天補充一〇〇〇至二〇〇〇毫克維生素C，可降低自由基對肝臟的破壞，減少癌細胞產生。

⊙**天然魚油（TG型式）**：每天二〇〇〇至三〇〇〇毫克天然魚油，可降低腫瘤轉移機會，促進癌細胞凋亡，維持體重、肌肉質量及肌肉品質。

⊙**左旋麩醯胺酸**：一天一〇至三〇公克，能降低罹患腸漏症的機率。

⊙**卵磷脂粉**：一天二至三匙，內含膽鹼磷脂（phosphatidylcholine），可促進肝纖維化之反轉修復，穩定正常肝細胞膜。

⊙**薑黃萃取物**：每日三〇〇～六〇〇毫克，薑黃素可以調降發炎NF-KB因子活化，減少全身性發炎反應，並具有促進癌細胞凋亡之作用。

⊙**其餘對肝癌有幫助的營養素**（需與醫師討論使用法）：包括支鏈胺基酸、綠茶素、人參、阿拉伯半乳聚醣、檸檬烯、松樹皮萃取物等。

※**注意事項：治療劑量及搭配種類依患者體重、體質、目前西醫治療內容而有所變化。**

處方六 給淋巴及血液腫瘤患者的營養配方

淋巴及血液腫瘤小檔案

淋巴以及造血、血液系統是佈滿全身的組織系統，因此如果出現惡性病變的話，幾乎等於全身都處在惡性腫瘤細胞的威脅下，像是惡性淋巴瘤、白血病、多發性骨髓瘤等，而惡性淋巴瘤又分為非何杰金氏淋巴瘤、何杰金氏淋巴瘤，是非常難纏的癌症。依據衛生署二〇〇八年的資料統計，該年罹患惡性淋巴瘤約二千零八十八人，其中一千兩百八十七人因此癌症死亡，至於俗稱血癌的白血病患者約有一千六百四十五人，其中有九百零七人因此死亡，死亡率相當高。

案例分享

十三歲的陳小妹妹在四年前因為發燒、疲倦、皮下出血、腹脹（肝脾腫大）而被診斷罹患急性淋巴性白血病（ＡＬＬ），當時白血球數已經飆升到每立方毫米五萬（正常是五千至一萬），也就是俗稱的血癌。在經過數次化療後，至今追蹤報告

還算不錯，但深受化療的副作用之苦，一直出現拉肚子、體重過低的現象，因此到我的營養醫學門診追蹤。

抗癌小筆記

為什麼會得到血癌？

白血病俗稱血癌，包括急性淋巴性白血病（ALL）、慢性淋巴性白血病（CLL）、急性骨髓樣白血病（AML）、慢性骨髓樣白血病（CML）等都是，身為患者及病患家屬，一定要了解自己罹患的是哪一種癌別。

一般說來，血癌的發生和基因、苯污染、農業殺蟲藥物、染髮劑、放射線、化療藥物、人類T細胞白血病毒感染、電磁波、菸、年齡（除了ALL好發於十歲以下，其餘則常見於五十歲以上）、營養不良（維生素B_6、B_{12}、葉酸缺乏）等因素有關，暴露在這些高風險因子下，都有可能造成血癌發生。

另外，五十六歲的王女士因脖子上腫了一個硬塊，且體重在兩個月內掉了三公斤，不安的她特地到我的門診來尋求幫助。經過切片後，證實王女士罹患的是非何杰金氏淋巴瘤，並診斷為第二期，因此接受化學治療，雖然效果還不錯，但為了保健及成功抗癌，她還是持續回來找我諮詢營養處方。

抗癌小筆記

為什麼會得到惡性淋巴瘤？

一般說來，淋巴瘤可分為較常見的非何杰金氏淋巴瘤（non-Hodgkin's lymphoma）以及較少見的何杰金氏淋巴瘤（Hodgkin's lymphoma）。通常因病毒感染（EB病毒、HIV病毒），或是受到除草劑、殺蟲劑影響而導致。目前的主要療法以化療為主，單一病灶可考慮放療，其他嚴重者則可考慮骨髓移植，或是標靶治療Rituximab（莫須瘤，Mabthera）、類固醇療法等。

用營養素改善化療副作用

不論是淋巴瘤或是白血病，此類的患者多半無法開刀，而以化療或放療為主，嚴重者則會考慮採取骨髓移植的手段。此外，放射治療多使用在腦部、脊椎、睪丸等身體部位，而標靶治療則以Imatinib（基利克，Glivec）、干擾素療法為主。以第一個案例中的陳小妹妹為例，為了了解陳小妹妹的身體狀況，我幫她做一滴活血檢查後，確認她之所以一直拉肚子，是因為化療後腸道功能尚未恢復的緣故，所以出現腸漏症的跡象。為了幫助她的腸道早日恢復應有機能，我用乳清蛋白胺基酸粉、

機能性腸道益生菌、麩醯胺酸、天然魚油等營養素幫她調整。服用三個月後，陳小妹妹不但排便正常了，體重也增加了一•五公斤，讓她和媽媽都感到相當高興。

至於王女士則是在完成整個化療療程後，受到骨頭容易痠痛及更年期後嚴重熱潮紅症狀的影響，因此我特地為她進行停經症候群的營養療法（補充大豆異黃酮等），目前除了還有些失眠情形外，其他狀況還算不錯。對此，她女兒還告訴我，雖然親朋好友提供了不少的保健法，但她相信我的營養處方是有科學證據的，是比較有效的。我認為這是非常正確的，癌症的種類這麼多，而每一種癌症的療法不同，對身體的傷害也不一樣，因此輔助的營養療法當然會有所差異，千萬不可不慎。

以下是針對淋巴及血液腫瘤患者所提供的日常生活保健及營養建議，希望能對讀者有所幫助。

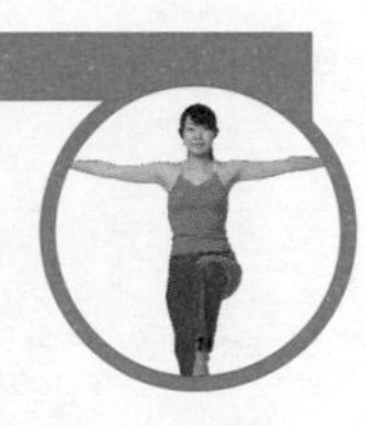

【淋巴及血液腫瘤患者自然處方：生活篇】

⊙除了聽從營養師的飲食建議外，肉類以白肉為主，並多食用各種蔬果，但切記治療期間不要採用生機飲食，以免因細菌感染引發敗血症。

⊙抽菸者必須戒菸，忌甜食（高升糖指數的食物）、油炸食物、煙燻燒烤食物、反式脂肪以及酒精、咖啡等飲料。

⊙注意環境是否有遭受輻射污染、電磁波、化學原料污染等情形，若有則應該盡量避免。

⊙除了避免體重減少五％以上外，女性如果過重的話，也會增加五九％罹癌機率。

⊙如出現不明原因的骨頭痠痛、頭痛、咳嗽、虛弱、發燒、體重減輕、食慾不好，需立即回診檢查。

⊙千萬不要服用來路不明的抗癌偏方。

⊙早睡、多休息、多運動是不變的抗癌生活守則。

⊙避免自怨自艾，可接觸相關心靈關懷團體。

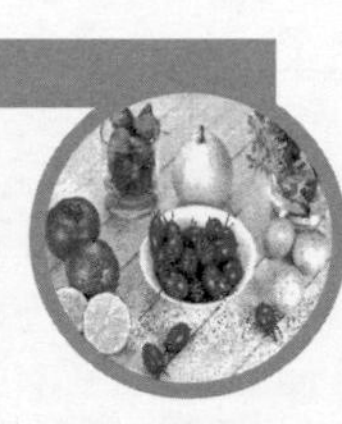

【淋巴及血液腫瘤患者自然處方：營養篇】

⊙**硒酵母：**每天補充二〇〇至六〇〇微克硒酵母，可抑制癌細胞生成發炎與促使癌細胞凋亡。根據二〇一一年英國倫敦巴特（Bart）癌症中心發現，淋巴血液腫瘤患者體內硒過低的話，預後情形較差。

⊙**維生素B群（包含B_1、B_2、B_6、B_{12}及葉酸）：**每天至少六毫克B_1、六・五毫克B_2、七五毫克菸鹼醯胺（B_3）、七・五毫克B_6、九〇〇微克葉酸、九微克B_{12}等，可為癌症患者提供化、放療所需的能量。

⊙**蕈菇類萃取物：**這些蕈菇類含有微量有機元素如有機鍺，並含有多醣體，可幫助殺死癌細胞，增強免疫能力，達到抗癌作用。

⊙**輔酵素Q_{10}：**每天九〇至三〇〇毫克，降低身體因化療及放療造成的氧化壓力，特別是保護心臟，避免化療藥物的傷害。

⊙**左旋肉鹼（L-carnitine）：**每天二五〇~五〇〇毫克。肉鹼是一種胺基酸，不但可以促進脂肪酸代謝，還可以幫助白血病癌細胞分化正常。

⊙**大豆異黃酮：**大豆異黃酮中的金雀異黃酮（Genistein）可以促進白血病、淋巴瘤癌細胞凋亡，因此可多補充黃豆製品，如無糖豆漿、豆腐。

⊙**必需脂肪酸：**包括每天二〇〇〇～三〇〇〇毫克天然魚油DHA及EPA（TG型式）以及五〇〇～一〇〇〇毫克琉璃苣油或月見草油中的γ－次亞麻油酸（GLA）等，幫助身體抗發炎，並提升白血病化療反應率。

⊙**白藜蘆醇植化素：**每天五〇〇～二〇〇〇毫克，從葡萄、莓果類萃取出的白藜蘆醇植化素不但可抗衰老，還能降低惡性淋巴癌以化療藥物太平洋紫杉醇（Paclitaxel）治療之抗藥性，並降低患者發炎激素IL－8及TNF－α，減緩體內的發炎反應。

⊙**蛋白質胺基酸粉：**每天補充一五至四五公克含乳清蛋白及大豆蛋白之胺基酸粉，可維持肌肉、免疫生長所需之蛋白質原料，調節免疫力。

⊙**左旋麩醯胺酸：**研究發現，左旋麩醯胺酸可以保護並修復癌化療藥物造成的消化道黏膜損傷，特別對骨髓幹細胞移植的患者來說，適當補充可降低發燒、藥物副作用、嘴破等併發症。建議一天五至三〇公克。

⊙**機能性益生菌：**每天一〇〇億至三〇〇億隻益生菌，能迅速改善腸道菌叢，修補腸漏症。

⊙**維生素D_3：**每天一〇〇〇至五〇〇〇國際單位維生素D_3，不但能降低骨質疏鬆造成的骨折，並促進白血病癌細胞（AML）的正常分化。

⊙**其餘抗氧化劑**：包括兒茶素、維生素E、C、中藥黃耆等，都可以幫助癌細胞凋亡，抵抗自由基、降低化療副作用。

⊙**薑黃萃取物**：每日三〇〇～六〇〇毫克，薑黃素可以調降發炎NF-KB因子活化，減少全身性發炎反應，並具有促進癌細胞凋亡之作用。

⊙**褪黑激素**：對淋巴癌、白血病患者來說，褪黑激素及間白素二（IL－2）可以延緩癌細胞增生，但要注意可能會出現低血壓的副作用。

※**注意事項：治療劑量及搭配種類依患者體重、體質、目前西醫治療內容而有所變化。**

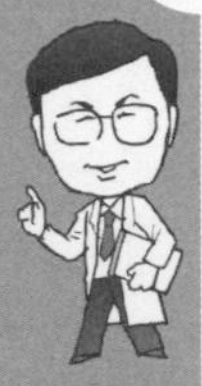

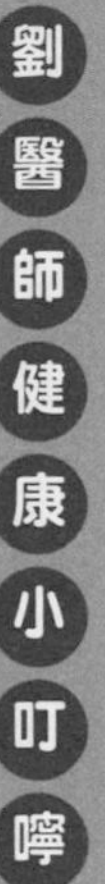
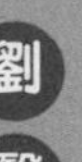
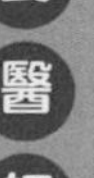
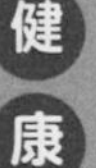
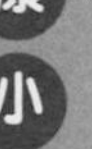
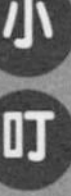

根據不同的疾病分類，我建議可參考下列的營養處方，以達到最佳的抗癌效果。

●急性淋巴性白血病（ALL）：可補充薑黃素及大豆異黃酮中的金雀異黃酮，以降低ALL之高發炎激素腫瘤壞死因子（TNF－α）。另外，補充維生素

B_{12}可降低ALL患者染色體的損傷。

- 慢性淋巴性白血病（CLL）：補充綠茶素中的兒茶素EGCG、薑黃素及大豆異黃酮中的金雀異黃酮，可阻斷血管生長因子（VEGF），而適當的魚油也能提升體內抗發炎脂肪酸，降低CLL患者發炎因子IL－6及TNF－α。
- 急性骨髓樣白血病（AML）：補充白藜蘆醇、大蒜精、薑黃素及大豆異黃酮中的金雀異黃酮，可阻斷癌細胞的生長，尤其大蒜烯（Ajoene）可降低AML患者化療的抗藥性。
- 慢性骨髓樣白血病（CML）：適當補充綠茶兒茶素、薑黃素及大豆異黃酮中的金雀異黃酮、鯊魚肝油中的烷基甘油（alkylglycerol），有類似CML標靶藥物「基利克」的作用。此外，大蒜烯還可對抗CML癌細胞。
- 惡性淋巴瘤：建議補充白藜蘆醇、魚油、大蒜精、維生素A、D、C及E、大豆異黃酮中的金雀異黃酮、薑黃素、薑粉、Q_{10}等。

處方七 給胃癌患者的營養配方

胃癌小檔案

依照二〇〇八年衛生署癌症登記年度報告，當年診斷罹患胃癌者有三千五百七十八人，因胃癌死亡者有兩千四百四十六人，而男性胃癌發生率排第六位，女性第八位，但以死亡率來說，胃癌是男性第六位，女性則躍升到第五位。雖不如前面幾種癌症來得駭人，但胃癌對國人健康的傷害也不容小覷。

案例分享

徐先生是我認識多年的病患，因體重在三個月內減輕了三公斤，而且一直有消化不好、胃易脹氣、食慾欠佳，時而噁心想吐，加上多年的胃酸逆流問題，在不得已下他看了醫生，結果發現是胃腺癌第二期，醫師建議他要開刀切除大部分的胃，並切除胃附近的淋巴腺以確定有無轉移現象，因此他特地來找我，希望可以得到更有效的建議。我認為徐先生之所以會得到胃癌，和他長期飲食習慣不佳，像是愛吃重口味的美食如香腸臘肉等有關，加上每天一包菸的習慣，是癌細胞有機可乘的主因。由於在手術後發現其中一顆淋巴腺為陽性反應（即有癌細胞），因此醫師建議他除了開刀外，還要接受化療。

和徐先生相比，趙太太可是幸運多了。她因為時常胃液逆流而有咽喉慢性發炎的情況，為了預防萬一，我建議她進行胃鏡檢查，結果很幸運的發現早期胃腺癌，因為發現得早，癌細胞只局限在胃黏膜層，並未穿到肌肉層，所以腸胃內科醫師只需用胃內視鏡電刀切除癌細胞即可。雖然癌細胞發現得早，但為了完整治癒，趙太太仍積極地向我詢問營養療法。

我以不同的營養處方來調理他們兩位的狀況，但是共同的營養素內容包括維生素E、機能性益生菌、天然魚油、輔酵素Q_{10}、硒酵母、蕈菇類多醣體、維生素B群等。徐先生日前因為腹腔又發現有疑似淋巴結轉移，持續化療當中，而趙太太目前追蹤四年，並無復發現象。

抗癌小筆記

為什麼會得到胃癌？

根據研究，胃癌和下面幾點有很大的關係：

⊙錯誤飲食習慣：從日本高胃癌發生率的現象推論，喜歡吃重口味如高鹽飲食、鹹魚、醬菜、煙燻、炙烤、煎炸食物及醃製品者，罹患胃癌的機率比較高。

⊙防腐劑「硝酸鹽」：硝酸鹽會被腸道細菌還原成亞硝酸鹽，再形成亞硝胺（nitrosamine），是容易導致胃癌的化學物質。

⊙胃幽門螺旋桿菌感染：胃幽門螺旋桿菌不但與消化性潰瘍有關，也與胃癌息息相關，尤其是胃惡性淋巴瘤，不得不防。

⊙胃腺瘤性息肉：胃腺瘤大於二公分以上，癌轉移率偏高。

⊙萎縮性胃炎：胃酸分泌降低，胃黏膜細胞容易上皮增生並變化成癌。

⊙胃酸不足：引發胃內細菌滋生，導致食物的硝酸鹽轉成易致癌的亞硝酸鹽。

⊙遺傳：目前還待研究是基因因素還是生活飲食習慣類似所導致。

⊙抽菸、酗酒：罹患胃癌機率較高，因此胃癌男性患者較多，可能也和此因素有關。

⊙惡性貧血：此貧血是胃之內在因子（intrinsic factor）缺乏，導致維生素B_{12}缺乏，因此胃癌比率增高。

⊙曾經接受次全胃切除術：接受此手術者罹患胃癌的機率比一般人高十二倍。

一般說來，胃癌可分成早期性胃癌及進行性胃癌兩種，如果是早期性胃癌，表示癌細胞只在黏膜層以及黏膜下層，因此五年存活率可高達九成以上，但如果是已經侵犯到肌肉層或是更外側，則屬於進行性胃癌，此階段的胃癌患者五年存活率將驟降至兩成以下。

胃切除後症候群的營養保護

目前主流醫學治療胃癌有下列幾種方式，包括內視鏡腫瘤切除、不同程度胃切除、化療、放療等。但胃手術後可能產生多種併發症，稱為胃切除後症候群，像是：

一、**脂肪下痢**：胃切除術後，因迷走神經受到破壞，膽汁分泌又減少，對脂肪消化不全，導致經常拉肚子。如有此種後遺症的話，建議可採用低油飲食，其他如油炸食物、竹筍、鳳梨、糯米或柿子等食物也應禁止。

二、**貧血**：如出現缺鐵性貧血時，應適當補充鐵劑，但如果是缺乏維生素B_{12}的惡性貧血，則必須補充含有內在因子的補充品，或是靠注射維生素B_{12}來補充。

三、**傾食症候群**：接受半胃切除加上胃空腸吻合手術的病人，會因為餐後高糖分的食物傾入小腸，造成體液大量進入腸內而造成腹脹、噁心、痛性痙攣、腹瀉、暈眩、虛弱、脈搏加快、出冷汗等症狀，此時應該避免糖、甜食、酒精及含糖飲料，盡量採用少量多餐方式，並且進餐時避免喝湯或飲料。

四、其他：如餐後低血糖或是產生胃石。

接受胃癌手術後的患者，最好可以多注意營養搭配以降低手術併發症。一般錠劑營養補充品容易化解不開而導致消化不良，此時可以考慮以全方位癌症營養配方粉以及蛋白質胺基酸粉來加強體質調養。

除了上述特別針對手術的患者所提供的營養建議外，以下是我提供給胃癌患者的日常生活保健及營養建議，希望對各位抗癌有所幫助。

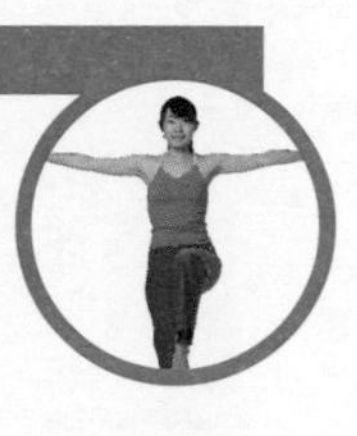

【胃癌患者自然處方：生活篇】

⊙除了聽從營養師的建議外，盡量以白肉及蔬果飲食為主，但胃癌手術的患者須注意，高纖維對胃部來說是極大的負擔，因此最好將蔬菜煮爛，並以少量多餐進食的方式為佳。

⊙研究發現，大蒜、洋蔥、大豆製品、綠茶可降低胃癌發生率，如果腸胃狀況允許，可以多攝取。

⊙請務必戒菸、戒酒，避免高鹽食物、煙燻燒烤、含防腐劑硝酸鹽食品、甜食（高升糖指數的食物）、油炸食物、反式脂肪、咖啡等。

⊙除了避免體重下降外，也應注意肥胖也是胃癌、食道癌的危險因子之一，因此建議胃癌患者在所有療程結束後，需力行健康減重法（可參考《疾病，不一定靠「藥」醫》一書）。

⊙積極配合醫師治療以及追蹤檢查，如出現不明原因的腹脹、腹瀉、腹痛、頭痛、虛弱、體重降低等現象時，需立即回診檢查。

⊙不要服用來路不明的抗癌偏方。

⊙日常生活要早睡，多休息、多運動，並降低工作負荷，避免壓力過大。

⊙可多聽演講，參與癌友會或是宗教團體，提升心靈能量。

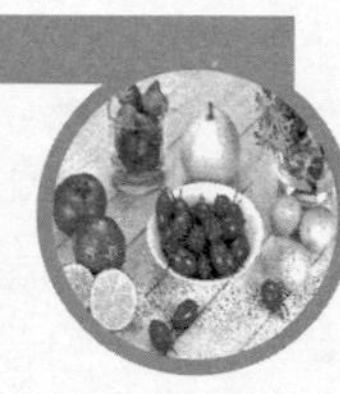

【胃癌患者自然處方：營養篇】

⊙**硒酵母**：每天補充二〇〇至六〇〇微克硒酵母，幫助抑制癌細胞生成與促使癌細胞凋亡。

⊙**維生素B群（包含B_1、B_2、B_6、B_{12}及葉酸）**：每天至少六毫克B_1、六・五毫克B_2、七五毫克菸鹼醯胺（B_3）、七・五毫克B_6、九〇〇微克葉酸、九微克B_{12}等，不但可補充手術、化療、放射治療所需的能量轉換代謝，而且如果缺乏胃內在因子時，還可補充含有內在因子的B_{12}補充處方，或是肌肉注射B_{12}針劑。

⊙**蕈菇類萃取物**：補充含有有機鍺的蕈菇類多醣體，能幫助殺死癌細胞，並增強免疫能力和抗癌作用。

⊙**大蒜精**：每天二次六〇〇毫克的大蒜精粉，可殺死胃幽門螺旋桿菌，增加抗胃癌的效果，但須注意少數患者會出現胃部不適的副作用。

⊙**輔酵素Q_{10}**：每天補充九〇至三〇〇毫克，能減少腫瘤血管新生，減少轉移機會。

⊙**維生素C及E等抗氧化劑**：可排除自由基，幫助抑制癌細胞增生，另外，維生素E還能降低胃癌轉移的機率。

⊙**天然魚油（TG型式）**：每天補充二〇〇〇至三〇〇〇毫克天然魚油，除有抗發炎、抗腫瘤的效果，降低腫瘤轉移的可能外，還能促進癌細胞凋亡，維持體重。

⊙**左旋麩醯胺酸**：研究發現，左旋麩醯胺酸可以促進胃癌手術後、化療、放療後消化道黏膜之修復，一天服用一〇至三〇公克。

⊙**蛋白質胺基酸粉**：每天服用含乳清蛋白及大豆蛋白之胺基酸粉一五至四五公克，能提供維持肌肉、免疫生長所需的蛋白質，並調節免疫力。

⊙**機能性益生菌**：研究發現，服用益生菌可以抑制胃幽門螺旋桿菌，降低胃癌發生率，並幫助維持腸道正常生理機能，建議每天一〇〇億至三〇〇億隻益生菌。

⊙**薑黃萃取物**：每日三〇〇～六〇〇毫克，薑黃素可以調降發炎NF-KB因子活化，減少全身性發炎反應，並具有促進癌細胞凋亡之作用。

⊙**其他**：包括前花青素、綠茶素、人參、黃耆、銀杏等，對改善胃癌都有不同程度的幫助。

※注意事項：治療劑量及搭配種類依患者體重、體質、目前西醫治療內容而有所變化。

劉醫師健康小叮嚀

由於胃癌的罹患和飲食習慣有很大的關係，如果為了滿足口腹之慾而賠上健康就太不智了。因此我建議各位讀者，最好平日就養成輕調味風格的飲食，才是真正的健康之道。

處方八 給卵巢癌患者的營養配方

卵巢癌小檔案

依照二〇〇八年的衛生署資料，卵巢癌的發生率為女性癌症第十位，死亡率排名為女性第九位，當年共一千一百一十人次被診斷出卵巢癌，共有四百四十四人因此癌症死亡。卵巢癌屬於女性特有癌症，加上不易被發現，因此有沉默殺手的稱號。

案例分享

蔡小姐才三十二歲就被診斷出卵巢癌，她在丈夫的陪同下一起來找我諮詢。她身材肥胖，和先生結婚三年仍未懷孕，因房事時會有疼痛、下腹痠痠脹脹的感覺，經婦產科醫師檢查發現卵巢有硬塊，進一步化驗後確認是卵巢癌第二期，因此她只好接受雙側卵巢、輸卵管、子宮切除手術，術後又做了六個月化療的療程，體重也從原先的六十八公斤降到五十九公斤。她認為自己之所以會罹患卵巢癌，和她不愛運動又愛吃肉有關係。其實，造成卵巢癌的成因，除了飲食外，和遺傳也大有關係。

抗癌小筆記

為什麼會得到卵巢癌？

一般說來，女性朋友之所以會得到卵巢癌，和下列幾點都有關係：

⊙荷爾蒙及排卵狀況：包括未曾懷孕、不孕、生育子女數少及使用刺激排卵藥物者，得到卵巢癌的機率比較高。

⊙家族病史：一等親或其他的親人（如表姊妹等）中有人得過卵巢癌，則該婦女得病的機率也比正常人高，尤其是基因 BRCA－1及 BRCA－2的突變者。

⊙年齡：超過五十歲的婦女會比年輕婦女有更高風險。

⊙環境因素：有些婦女為了保持陰部乾燥，會使用含石棉的滑石粉，但這類滑石粉含有致癌物，可能會從陰道逆行至腹腔及骨盆腔，導致卵巢癌的發生。

⊙乳癌：若罹患乳癌，或家族中曾有人得過乳癌，則發生卵巢癌的危險性會增高。

⊙肥胖：研究顯示，喜歡吃高脂食物的人和卵巢癌罹患率有關。

雖然案例中的蔡小姐並沒有超過五十歲，但由於她的表姊、阿姨都是卵巢癌患者，加上她的身體肥胖、不孕、愛吃肉、不運動，因此她才會年紀輕輕就得了卵巢癌。由於卵巢癌位於下腹骨盆腔中，加上初期症狀不明顯，往往不易早期發現，發現時多半都太晚了，所以卵巢癌也被視為女性的沉默殺手。一般常見的症狀包括下腹痛、下背痛、不正常陰道出血或分泌物、性交時疼痛或伴隨出血、食慾欠佳、體重減輕、脹氣、腹脹、腹水、疲倦、便祕或是腹瀉、排尿頻率改變或是容易尿急。

放療、化療時一定要有的營養保護

一般說來，卵巢癌治療仍以手術切除為主，但因為卵巢位於骨盆腔中，所以膀胱、直腸容易受到波及，甚至腹腔腹膜也易出現癌細胞擴散現象，因此在手術後，醫師會建議大多數患者接受化療，一旦復發的患者則可考慮以放療為主，另外還有其他的治療方式，像是「泰莫西芬」荷爾蒙療法、幹細胞療法等。

我看了蔡小姐的驗血報告，發現其癌症指數CA－125算正常，這個指數是將來追蹤癌症變化的重要數據，一旦上升就表示卵巢癌有可能已經復發或是出現轉移。雖然蔡小姐的癌指數CA－125後來又上升了，因此再次接受化療，因為白血球降低到一五〇〇，因此我建議她補充天然魚油、薑黃萃取物、胺基酸蛋白質粉、硒酵母、吲哚萃取物I3C、維生素D_3等，結果她再次順利度過化療苦難，目前情形良好。

在進行營養諮詢時，愛喝牛奶的蔡小姐特別關心牛奶是不是還能繼續喝。事實上，根據二〇〇五年國外學者的研究發現，牛奶內含有大量雌激素及環境荷爾蒙，跟女性乳癌、卵巢癌罹患人數增加有強烈關係，因此我並不鼓勵患者喝牛奶或是相關乳製品。反倒是大豆製品中的大豆異黃酮不但可以促進腫瘤細胞凋亡，還能增加化療時的藥物敏感性，因此改喝豆漿、吃豆腐是不錯的選擇，她也接受我的意見改喝豆漿，盡量不喝牛奶。

畢竟抗癌是一條漫長的路，因此在營養及生活上一定要有最好的支持，才能幫助患者以最好的體力來面對。以下是我針對卵巢癌患者所提出的日常生活保健及營養建議，提供給各位讀者參考。

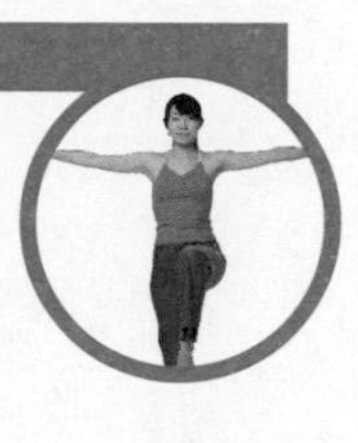

【卵巢癌患者自然處方：生活篇】

⊙飲食方面除了選擇去皮雞肉及深海魚肉外，還要多吃新鮮蔬果，但注意化放療期間避免採用生機飲食，以免有潛在的細菌感染風險。

⊙除了避免食用含雌激素及環境荷爾蒙的乳製品外，務必做到戒菸，忌甜食（高升糖指數的食物）、油炸食物、反式脂肪、酒精、咖啡等，不過，可適量飲用綠茶及食用一些黃豆製品。

⊙控制體重，除了避免減少超過五％以上，肥胖者在所有療程結束後，也應該力行健康減重。

⊙應積極配合醫師治療，不要服用來路不明的抗癌藥方，如果出現不明原因的骨頭痠痛、腹脹、腹瀉、便祕、小便頻率增加、咳嗽、虛弱、體重減輕、食慾不振，請立即回診檢查。

⊙研究顯示，規律運動可以降低卵巢癌的發生，人生觀更正面向上，因此建議養成早睡、多休息、固定運動的習慣，可幫助身體提升免疫力，並減少壓力所帶來的身心傷害。

⊙保持身心靈的平衡，可多參與癌友會或是宗教團體。

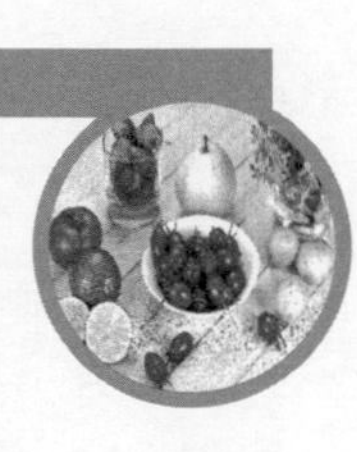

【卵巢癌患者自然處方：營養篇】

⊙**蕈菇類萃取物：**每天服用含有機鍺的蕈菇類多醣體，除了可輔助殺死癌細胞，增強免疫能力和抗癌作用外，還能改善卵巢癌患者化療的副作用，如食慾欠佳、落髮、情緒不穩定等。

⊙**硒酵母：**研究發現，卵巢癌患者接受化療時，合併補充硒可增加白血球，改善化療副作用，如落髮、腹脹、食慾欠佳、虛弱等，建議可一天補充二〇〇至六〇〇微克硒酵母。

⊙**維生素B群（包含B_1、B_2、B_6、B_{12}及葉酸）：**每天至少六毫克B_1、六・五毫克B_2、七五毫克菸鹼醯胺（B_3）、七・五毫克B_6、九〇〇微克葉酸、九微克B_{12}等，可幫助身體造血、神經保護、能量產生，並降低化放療的傷害。

⊙**輔酵素Q_{10}：**每天補充九〇至三〇〇毫克，加強抗氧化，降低身體因化療及放療造成的氧化壓力，合併其他複方抗氧化劑使用，可以降低CA－125指數。

⊙**維生素C及E等抗氧化劑：**抗氧化劑可排除自由基，高單位維生素C還可減少卵巢癌細胞的生長。

⊙**天然魚油（TG型式）：**根據美國伊利諾醫學中心研究發現，魚油具有抑制卵巢癌細胞的作用，可每天補充二〇〇〇至四〇〇〇毫克。

⊙**天然大豆異黃酮：**每天四五～九〇毫克含醣基的大豆異黃酮，其金雀異黃酮以及黃豆甘原（Daidzein），可以降低卵巢癌細胞的增生，以豆漿、豆腐等方式補充尤佳。

⊙**左旋麩醯胺酸：**用來保護消化道黏膜避免化療的傷害，每天應服用一〇至三〇公克。

⊙**機能性益生菌：**每天一〇〇億至三〇〇億隻益生菌，可改善腸漏症，調節免疫力。

⊙**維生素D_3：**由於卵巢癌細胞有維生素D_3接受器，活化後會抑制癌細胞生長，因此最好每天補充一〇〇〇至五〇〇〇國際單位維生素D_3。除用營養品補充外，也可以每天曬太陽、運動一小時，由體內自行合成。

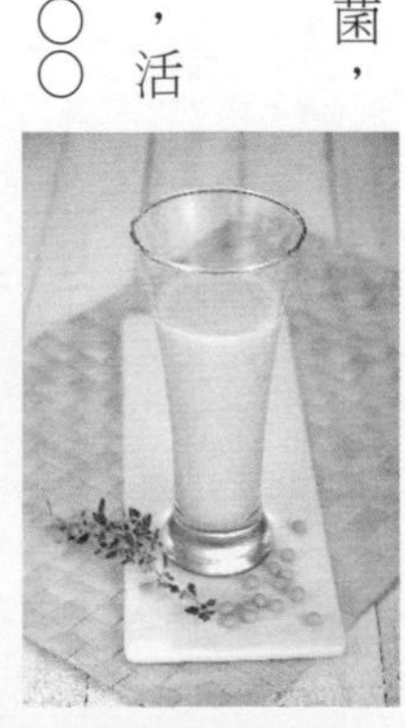

⊙**維生素A：**維生素A會接合卵巢癌細胞表面之視網酸接受器，啟動癌細胞凋亡機制，建議每天以維生素A前驅物β－胡蘿蔔素五～一五毫克補充較安全。

⊙**十字花科吲哚萃取物（I3C）：**每天三〇〇至四五〇毫克的十字花科蔬菜萃取物吲哚，可抑制癌細胞生長，尤其對於乳癌及卵巢癌效果顯著。

⊙**薑黃萃取物：**每日三〇〇～六〇〇毫克，薑黃素可以調降發炎NF-KB因子活化，減少全身性發炎反應，並具有促進癌細胞凋亡之作用。

※注意事項：治療劑量及搭配種類依患者體重、體質、目前西醫治療內容而有所變化。

處方九 給子宮頸及子宮體癌（包括子宮內膜癌及其他）患者的營養配方

子宮頸及子宮體癌小檔案

依照衛生署二〇〇八年的癌症統計資料顯示，子宮頸癌為女性癌症發生率第五位，死亡率排名為女性第六位，當年共有一千七百二十五人次被診斷出子宮頸癌，有八百一十三人因此癌症死亡。而子宮體癌發生率為女性癌症第七位，死亡率排名為女性第十五位，當年共一千四百二十四人次被診斷出子宮體癌，共有一百五十七人因此癌症死亡。雖然都是發生在子宮的癌症，但子宮頸癌一般是鱗狀上皮細胞癌，而子宮體癌（包括子宮內膜癌）多是腺癌，因此癌變型態及造成因子不太一樣。

五十歲的莊太太五年前因陰道不正常出血就醫，結果發現是子宮頸癌，腫瘤大小約三公分。醫師除了立即幫她安排全子宮切除以及雙側輸卵管、卵巢摘除手術外，並進行骨盆腔檢查，還好尚未出現淋巴結轉移，是子宮頸癌第ⅠB2期，算是早期（子宮頸癌期別分類是依照FIGO分期法），因此醫師建議不需再進行化療或是放療，只要持續追蹤即可。在朋友的建議下她來找我，希望能藉由營養醫學來調整體質。門診時，莊太太不時抱怨她會罹患此癌症和老公愛拈花惹草有關，雖然大家聽了有些尷尬，但我不得不說，她的抱怨不是沒道理的。

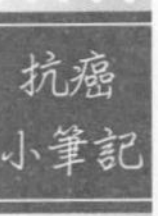

為什麼會得到子宮頸癌？

根據研究，子宮頸癌的好發年齡是三十五歲到四十五歲，可能是多項因素交叉作用所引起的，其危險因子包括：

⊙**因性生活感染人類乳突病毒（HPV）**：研究發現，該病毒主要經由不當性生活傳染，因此沒有性生活的女性，幾乎不太會罹患子宮頸癌；但越早有不當性生活、或有兩個以上男性伴侶的女性，其罹患子宮頸癌的機率則明顯增加。

⊙性病感染：感染性病者通常是自己或是伴侶的性生活較複雜，因此罹患子宮頸癌的機率也會較高。

⊙子宮頸發炎：長期子宮頸的破皮、糜爛、發炎，都可能轉變為早期的子宮頸癌細胞。

⊙吸菸：抽菸會造成免疫系統降低，加上菸本身的致癌物質，也有可能促進子宮頸癌細胞的產生。

⊙女性荷爾蒙：有些學者認為女性荷爾蒙黃體素會使子宮頸上皮細胞容易發生不正常變化，進而導致子宮頸癌。

⊙免疫力降低：研究報告指出，使用抑制免疫藥物的病人，其得到子宮頸癌比率約是一般人的十倍。

⊙其他共病：如愛滋病患或帶原者、尿毒病患，罹患子宮頸癌和癌前期病變的比率比較高。

⊙衛生習慣或飲食因子：飲食中缺乏抗氧化劑維生素A、C、胡蘿蔔素、葉酸者，或是男性伴侶包皮過長、個人衛生習慣不佳等，都有可能導致罹患子宮頸癌。

雖然上述因素都有可能導致子宮頸癌的發生，但研究發現，人類乳突病毒（HPV）是主要的罪魁禍首，因此婦產科醫學會呼籲，女孩若無特殊過敏體質，最好自九歲開始就應施打子宮頸癌疫苗（HPV vaccine，可以預防與子宮頸癌有關的HPV六、一一、一六、一八型病毒），以降低子宮頸癌的發生。

雖然同樣是子宮癌病變，但台北的孫太太就沒那麼幸運了。五十九歲的她因停經後出現陰道不正常出血現象，婦產科醫師在採取子宮內膜化驗後確認是子宮內膜癌，而且經手術切除後發現膀胱組織也有部分受癌細胞侵犯，已屬第四期子宮內膜癌，因此醫師建議她加做化療加上放療，但她拒絕了，希望可以聽聽我的建議。追蹤孫太太的病史後，我發現原來她從五十一歲開始，就因為嚴重熱潮紅、盜汗等停經症候群，而接受荷爾蒙雌激素補充療法，不過由於雌激素是「一刀二刃」，雖然有效改善孫太太的更年期症狀，卻同時刺激乳房組織以及子宮內膜，成了罹患子宮內膜癌的主要元兇。

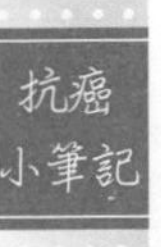

為什麼會得到子宮內膜癌？

和子宮頸癌不同，造成子宮內膜癌的相關危險因子主要有下列幾點：

⊙經期特殊：初經年齡早、停經年齡延後者（大於五十二歲）。

⊙肥胖：醫界研究發現，脂肪組織也會製造多餘雌激素，所以女性肥胖將會增加乳房、卵巢、子宮內膜癌的機率。根據統計，若超過理想體重三○%的人，罹患子宮內膜癌的機率將增加三・五倍，尤其是軀幹中心型肥胖（又稱蘋果型肥胖）的婦女。

⊙不孕婦女或未生育過的婦女：相對危險性超過十倍。
⊙月經不順者：此類婦女因無黃體素來抗衡雌激素，因此罹患子宮內膜癌的機率也大幅增加。例如多囊性卵巢疾病或患有分泌雌激素功能性卵巢瘤的婦女，有三～二七％的機會得到子宮內膜癌。
⊙荷爾蒙治療：使用未合併黃體素之雌激素作為更年期荷爾蒙治療的婦女。
⊙飲食習慣：嗜吃高熱量、高油脂紅肉的婦女。
⊙遺傳：家族中有人得乳癌、卵巢癌、子宮內膜癌患者。
⊙特定乳癌患者：使用泰莫西芬治療的乳癌患者。
⊙其他：如糖尿病（增加三‧四倍的罹患率）、高血壓等都是高風險因子。

放療、化療時一定要有的營養保護

由於孫太太的子宮內膜癌已經出現轉移，因此我建議她還是接受主流醫師所建議的化放療程，但同時提供專門的營養處方，幫助她調整癌體質，並度過化放療程。我開給她高劑量的硒酵母、蕈菇類多醣體、輔酵素Q_{10}，並輔以薑黃萃取物、白藜蘆醇粉，因晚上睡眠品質差，再加上褪黑激素以及鈣鎂維生素D錠，經過一年的穩定期，目前持續追蹤當中，家屬滿意度也高。

建議子宮頸癌及子宮內膜癌患者，可以依循下列的日常生活保健及營養補充建議，幫助自己度過抗癌這條艱辛路。

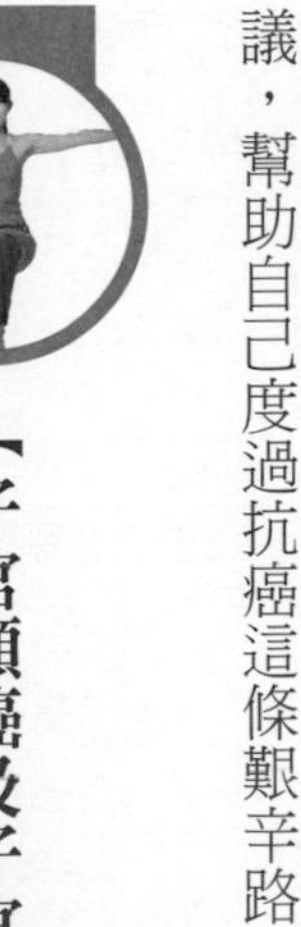

【子宮頸癌及子宮體（內膜）癌患者自然處方：生活篇】

⊙肉類主要以去皮雞肉及深海魚肉為主，並多吃蔬果，但化放療期間應避免採取生機飲食，以免受到細菌感染。

⊙不論是吸菸或是二手菸都會增加子宮頸癌的機率，一定要避免。

⊙拒絕乳製品、甜食（高升糖指數的食物）、油炸食物、反式脂肪及酒精、咖啡等飲料，但可適量飲用綠茶及食用黃豆製品。

⊙避免會刺激子宮內膜的食物或補品，如紅苜蓿、當歸、甚至甘草等。

⊙由於肥胖是子宮內膜癌的危險因子之一，因此除了在放化療期間要避免體重減少五％以上以外，過胖婦女也該在所有療程結束後，力行健康減重法。

⊙除積極配合醫師治療外，切記勿服用來路不明的抗癌偏方。平時如有不明原因的骨頭痠痛、下腹悶痛、大小便習慣改變、咳嗽、虛弱、體重減輕、食慾不振、鼠谿部腹股溝有腫塊等，應立即回診檢查。

⊙養成運動習慣及早睡、多休息的生活作息，減少工作壓力，保持心情愉快。

【子宮頸癌及子宮體（內膜）癌患者自然處方：營養篇】

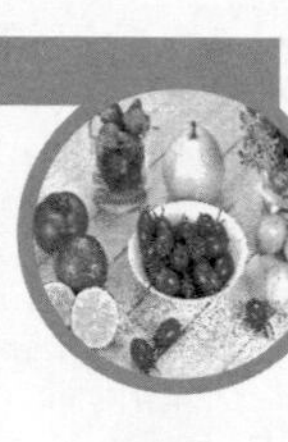

⊙**輔酵素Q_{10}：**美國紐約布朗克斯醫院（Bronx-Lebanon Hospital）研究發現，子宮頸癌患者體內輔酵素Q_{10}濃度偏低，建議最好每天補充九〇至三〇〇毫克。

⊙**蕈菇類萃取物：**每天服用含有機鍺的蕈菇類多醣體，可增強免疫能力、提升抗癌作用，並改善化療副作用，如食慾欠佳、落髮、情緒不穩定等。

⊙**硒酵母：**研究發現，硒可以降低許多婦科癌症的發生率，因此建議每天補充二〇〇至六〇〇微克。

⊙**維生素B群（包含B_1、B_2、B_6、B_{12}及葉酸）：**每天至少六毫克B_1、六・五毫克B_2、七五毫克菸鹼醯胺（B_3）、七・五毫克B_6、九〇〇微克葉酸、九微克B_{12}等，可幫助患者度過手術、化療、放射過程所帶來的傷害。而葉酸還可降低子宮頸細胞的不良分化，是相當重要的營養補充品。

⊙**維生素C及E等抗氧化劑：**維生素C可降低受人類乳突病毒感染的細胞之癌化，而其他抗氧化劑能幫助身體排除自由基的傷害。

⊙**大蒜精：**每天二次六〇〇毫克的大蒜精粉，可降低子宮體（內膜）癌的發生機率。

⊙**維生素A或前驅物（β－胡蘿蔔素）：**一天五〇〇〇至一〇〇〇〇國際單位維生素A或是各類胡蘿蔔素，可以保護子宮頸上皮組織以及子宮內膜，但要注意不要攝取過量的維生素A，以免中毒。

⊙**天然魚油（TG型式）或是亞麻仁籽油：**每天補充二〇〇〇至三〇〇〇毫克，可促進雌激素代謝，並提升抗發炎、抗腫瘤的效果。

⊙**天然大豆異黃酮：**每天四五～九〇毫克含醣基的大豆異黃酮，其金雀異黃酮以及黃豆甘原可以降低子宮內膜癌細胞的增生，如果以豆漿、豆腐食物來補充尤佳。

⊙**鈣：**一天九〇〇至一二〇〇毫克複方鈣，最好能合併鎂、維生素D_3，可降低子宮內膜癌的發生機率。

⊙**白藜蘆醇植化素：**一天二至三匙白藜蘆醇萃取粉，能抑制子宮內膜癌細胞的增殖。

⊙**左旋麩醯胺酸：**一天一〇至三〇公克，可保護身體消化道黏膜，避免化療的傷害，並調節體內免疫系統。

⊙**機能性益生菌**：每天補充一〇〇億至三〇〇億隻益生菌，可重建腸道菌叢，改善腸漏症，提升免疫力。

⊙**十字花科吲哚萃取物（I3C）**：每天三〇〇至四五〇毫克的十字花科蔬菜萃取物吲哚，能干擾雌激素的刺激，降低人類乳突病毒細胞的癌化反應。

⊙**薑黃萃取物**：每日三〇〇～六〇〇毫克，薑黃素可以調降發炎NF-KB因子活化，減少全身性發炎反應，並具有促進癌細胞凋亡之作用。

⊙**褪黑激素**：睡前二毫克，可降低因荷爾蒙所導致的相關癌症，如乳癌、子宮內膜癌、攝護腺癌等發生率。

⊙**人參**：尤其西伯利亞參，可抗子宮內膜癌增生。

⊙**其餘抗氧化劑**：包括薑黃素、綠茶素等，都可以幫助癌細胞凋亡，抵抗自由基。

※**注意事項**：治療劑量及搭配種類依患者體重、體質、目前西醫治療內容而有所變化。

處方十 給攝護腺癌患者的營養配方

攝護腺癌小檔案

依照二〇〇八年衛生署癌症登記報告指出，攝護腺癌為男性癌症發生率第五位，死亡率排名為男性第七位，當年共三千六百零三人次被診斷出攝護腺癌，共有一千零五十二人因此癌症死亡。

案例分享

很多年長男性都有攝護腺的問題，七十一歲的謝伯伯也是。一開始，他以為小便不順是老年人常見的現象，沒有大礙，可是症狀卻越來越嚴重，最後在家屬要求下就醫檢查，並接受泌尿科醫師肛門指檢、抽血（攝護腺特異抗原PSA，是攝護腺癌特有的腫瘤標記）、攝護腺超音波檢查、切片後，證實已經罹患了第二期的攝護腺癌，後來接受冷凍療法治療。由於謝伯伯的病理組織報告依照格里森分級系統（Gleason's grade，是攝護腺癌病理組織報告的分級法）分數是七，PSA是十五，以復發率來說算是中度風險，雖然截至目前為止的追蹤報告情況不錯，但他的家屬希望我可以進一步提供適當的營養療法，幫助謝伯伯度過癌症危機。

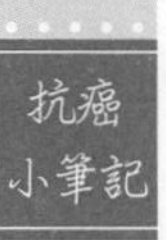
抗癌小筆記

為什麼會得到攝護腺癌？

一般說來，男性罹患攝護腺癌的可能原因有：

⊙男性荷爾蒙刺激：攝護腺癌細胞表面有男性荷爾蒙的接受器，因此容易受男性荷爾蒙睪固酮（testosterone）刺激，產生癌化、增生、轉移等病變。

⊙地區人種：一般說來，美國非裔的風險最高，亞洲則較低。

⊙重金屬污染：例如鎘污染等。

⊙飲食：由於紅肉含過多的飽和脂肪，因此愛吃紅肉、蔬果攝取少者，罹患率較高。

⊙感染：如有慢性攝護腺感染，其癌變機率也跟著增加。

⊙年齡：年紀越大，尤其六十五歲以上，罹患率越高。

⊙遺傳：約一〇%攝護腺癌患者有家族病史。

⊙結紮手術：研究發現，接受輸精管結紮者，罹患攝護腺癌的機率略高。

一般說來，攝護腺癌分為早期（T_1、T_2）、中期（T_3）、晚期，早期指的是癌細胞局限在攝護腺中，主要的治療手段有手術、放療、冷凍療法、觀察法（watchful waiting）等。要特別注意的是，手術切除攝護腺有可能會傷到血管神經，進而造成性功能障礙。至於癌症中期以後，則會採用放療、冷凍療法，而晚期因為癌細胞已經轉移，化療效果普遍不好，宜採用荷爾蒙療法，化療僅做為荷爾蒙療法不佳時的救援療法。

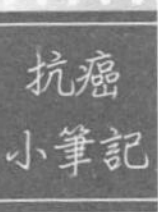

觀察也是療法？

上述提到對抗攝護腺癌的主要療法，想必各位讀者對於觀察法會感到不解。會有觀察法的選項，主要是因為大多數攝護腺癌生長相當緩慢，而罹癌患者又多半年紀較大，因此有些醫師會視患者的年齡及身體狀況來選擇是否採取觀察法。

化放療及荷爾蒙療法時一定要有的營養保護

對攝護腺癌患者來說，不論是採取化放療或是荷爾蒙療法，都有其不可避免的副作用。所謂的荷爾蒙療法，指的就是抗雄性激素療法，最簡單的作法就是手術切除睪丸，不過除了「外科去勢」外，目前醫學界多半以「內科去勢法」來取代，作法從過去副作用較多的雌激素療法，演變成以「生殖腺刺激素釋出素」之類同劑來做為攝護腺癌的荷爾蒙療法。但不論採用何種荷爾蒙療法，都有可能導致患者出現類似女性停經症候群的副作用，像是熱潮紅、睡眠障礙、心情憂鬱、骨質疏鬆等，因此最好可以多補充維生素D_3，並養成固定運動的習慣及戒菸。

此外，如果接受放療的患者，有可能因為波及下腸胃道，造成腸道黏膜受損，因此最好能補充益生菌、天然魚油、麩醯胺酸、抗氧化劑Q_{10}等，以免產生不可逆性的放射線性直腸炎及膀胱炎，而有腹瀉、頻尿等症狀。

另外，我還要提醒各位讀者，攝護腺癌追蹤一定要檢查ＰＳＡ值，如果ＰＳＡ上升，可能代表癌症復發或是遠處器官轉移。謝伯伯說他在接受冷凍療法後，感覺還不錯，甚至性功能也保留下來。三年來他已經聽我的建議盡量吃素食，每天固定補充硒酵母、天然魚油、輔酵素Q_{10}、蕈菇類多醣體、胺基酸螯合鋅，目前還積極規劃出國旅遊行程，家屬也較為寬心。

以下是針對攝護腺癌患者所提出的日常生活保健及營養建議，提供給各位讀者參考。

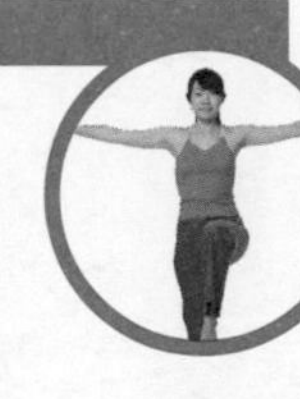

【攝護腺癌患者自然處方：生活篇】

⊙以有機蔬果及有機肉類為主，但肉類建議還是以去皮雞肉及深海魚肉取代。

⊙除了戒菸、忌甜食（高升糖指數的食物）、油炸食物、乳製品、反式脂肪、酒精等以外，可適量喝些綠茶及吃些黃豆製品。

⊙肥胖是攝護腺癌的危險因子之一，而且也容易導致復發，因此建議患者在所有療程結束後，應該力行健康減重法。

⊙注意！如果出現不明原因的骨頭痠痛、小便不順、腹瀉、便祕、小便頻率增加、咳嗽、虛弱、體重減輕、食慾不振，應該立即回診檢查。

⊙切記不要服用來路不明的抗癌偏方，記得多休息、睡眠正常不熬夜，並減少工作壓力，平時可參與病友會等心靈團體，尋求身心靈的平衡。

⊙需每天早晚固定運動二十～三十分鐘，降低攝護腺癌復發的可能性。

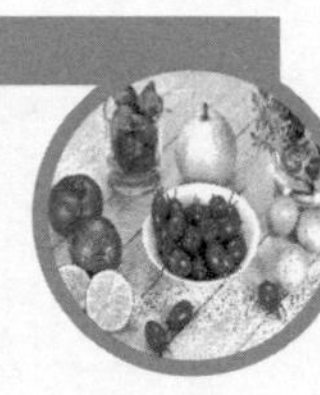

【攝護腺癌患者自然處方：營養篇】

⊙**蕈菇類萃取物：**每天補充含有機鍺的蕈菇類多醣體，幫助調節身體的免疫功能。

⊙**硒酵母：**研究發現，攝護腺癌患者體內有較低的硒濃度，而且血漿中硒濃度高者，攝護腺癌較不易復發，因此建議可一天補充二〇〇至六〇〇微克的硒酵母。

⊙**天然魚油（TG型式）：**每天二〇〇〇至三〇〇〇毫克天然魚油，可促進攝護腺癌細胞凋亡，並延緩癌指數PSA上升速度，降低癌復發的機率。

⊙**輔酵素Q_{10}：**每天九〇至三〇〇毫克，可降低攝護腺癌細胞的增殖速度。

⊙**維生素B群（包含B_1、B_2、B_6、B_{12}及葉酸）：**每天至少補充六毫克B_1、六·五毫克B_2、七五毫克菸鹼醯胺（B_3）、七·五毫克B_6、九〇〇微克葉酸、九微克B_{12}等營養素，幫助身體度過化放療的傷害。

⊙**維生素C及E等抗氧化劑：**可降低攝護腺癌細胞的發生機率。

⊙**胺基酸螯合鋅：**每天二〇~四〇毫克，可降低中、晚期攝護腺癌的惡化機率。

⊙**綠茶素：**每天補充八〇〇毫克綠茶兒茶素EGCG，可降低攝護腺癌體內癌指標PSA、VEGF。

⊙**左旋麩醯胺酸：**化放療期間一天需一〇至三〇公克，以保護消化道黏膜，並調節免疫系統。

⊙**機能性益生菌：**每天補充一〇〇億至三〇〇億隻益生菌，可重建腸道菌叢生理，改善腸漏症，調節免疫力。

⊙**維生素D_3：**研究發現，高劑量維生素D_3可以降低癌指數PSA的上升速度，不過高劑量維生素D_3有其風險，必須在醫師監控下使用。建議可每天補充一〇〇〇至五〇〇〇國際單位的維生素D_3。

⊙**薑黃萃取物：**每日三〇〇～六〇〇毫克，薑黃素可以調降發炎NF-KB因子活化，減少全身性發炎反應，並具有促進癌細胞凋亡之作用。

⊙**褪黑激素：**可以幫助抑制癌細胞生長，最好每天在睡前服用二毫克。

⊙**其餘抗氧化劑：**包括乳薊草、薑黃素、茄紅素、莓菓類的delphinidin、柑橘果膠、石榴汁、槲皮素等，都可以促成體內癌細胞凋亡。

※**注意事項：治療劑量及搭配種類依患者體重、體質、目前西醫治療內容而有所變化。**

其他癌症的專屬營養配方

在上文中，我列舉了國人較關心的十大癌症營養處方，但事實上，威脅國人健康的癌症還有很多，因此在本章節中，我整理了其他癌症患者需要的營養處方，提供給各位讀者參考。但由於每一位患者的狀況都不同，因此建議癌友在參考時，務必請教懂得營養醫學的醫師、營養師，尋求正確的服用方法、劑量，以及搭配其他療法時應注意的細節。

給胰臟癌患者的營養配方

- α硫辛酸
- 天然魚油
- 琉璃苣油或月見草油中的GLA
- 硒酵母
- 抗氧化維生素A、C及E
- 薑黃素
- 褪黑激素
- 大豆中的金雀異黃酮
- 綠茶素
- 機能性益生菌
- 柑橘類檸檬烯

給食道癌患者的營養配方

- 天然魚油（EPA）
- 硒酵母
- 麩醯胺酸
- 維生素E

給甲狀腺癌患者的營養配方

- 輔酵素Q_{10}
- 維生素A
- 維生素E
- 白藜蘆醇植化素
- 褪黑激素
- 槲皮素

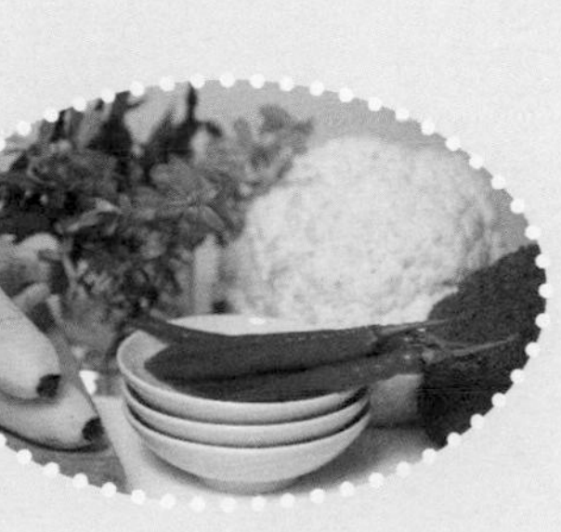
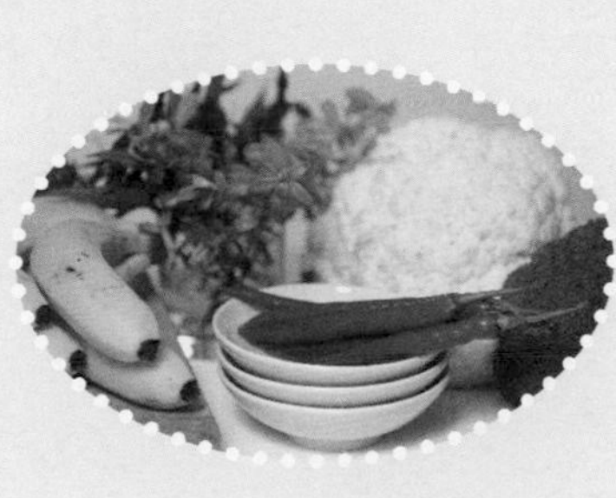

給腦瘤患者的營養配方

- 維生素D
- 硒酵母
- 白藜蘆醇植化素
- 綠茶素
- 葉酸以及五甲基四氫葉酸（5-MTHF）
- 薑黃素
- 維生素E
- 人參
- 十字花科蔬菜所含的「硫配醣體水解物」（sulforaphane）
- 褪黑激素
- 槲皮素

- 當歸
- 蘆薈
- 磷脂質絲胺酸
- 銀杏
- 黃連素

給腎臟癌患者的營養配方

- α硫辛酸
- 維生素A
- 維生素E
- 維生素D_3
- 左旋肉鹼
- 綠茶素
- 褪黑激素
- 人參

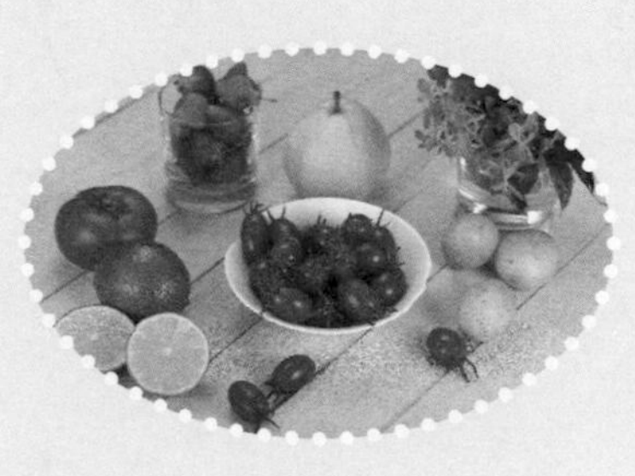

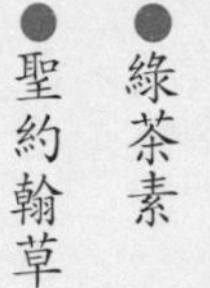

給膀胱癌患者的營養配方

- 機能性益生菌
- 維生素B_6
- 維生素C
- 維生素E
- 維生素A
- 薑黃素
- 小紅莓
- 黃耆
- 蘆薈
- 人參
- 綠茶素
- 聖約翰草

給骨癌患者的營養配方

- 硒酵母
- 金雀異黃酮
- 維生素C
- 支鏈胺基酸

給惡性肉瘤患者的營養配方

- 麩醯胺酸
- 阿拉伯半乳聚醣
- 維生素A
- 綠茶素
- N－乙醯半胱胺酸（NAC）
- 槲皮素
- 褪黑激素

給皮膚癌及黑色素瘤患者的營養配方

- 輔酵素Q_{10}
- 維生素D_3
- 薑黃素
- 綠茶素
- 褪黑激素
- 柑橘果膠
- 迷迭香萃取物 carnosol
- 人參
- 槲皮素

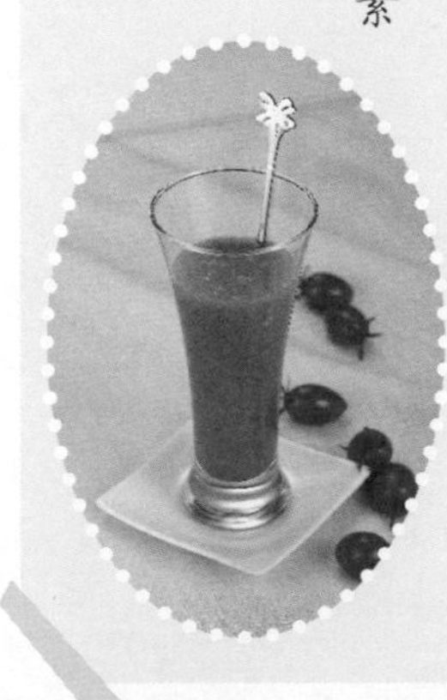

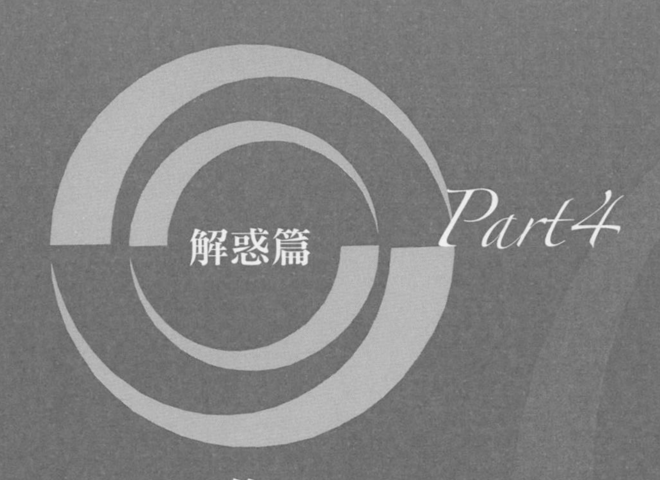

你一定要認識的抗癌營養素

隨著國人罹癌的人數越來越多，如何抗癌成了醫界、學界、業界共同的目標。可是坊間各種抗癌營養品五花八門，到底哪些真的有效？哪些則是招搖撞騙呢？相信很多人一定被弄得頭暈眼花。

事實上，我認為只要能對各種營養素的機轉及功效有所認識，就能避免因誤信偏方而導致的傷害。因此在本章節中，我將帶各位讀者一起來認識各種抗癌營養素，了解它們的機轉與功效，並在最適當的時候為自己做最好的選擇。

雖然我建議在進行營養品補充前，最好可以先和主治醫師聊一聊，但我必須提醒各位讀者，一般醫療人員不一定會有最新的營養醫學知識及研究結果，往往無法提供患者最新、最專業的營養素調整建議，因此我將抗癌所需的營養素分成下列八大類，並依照營養學機轉、建議劑量、型式、注意事項等做為區隔，建議讀者可依照自己的需求來參考補充。

一、微量元素及巨量礦物質

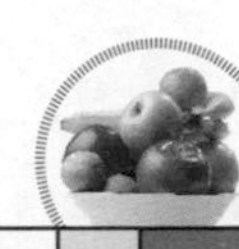

硒（Selenium）

機轉

硒是體內抗氧化酵素「麩胱甘肽過氧化酶」(glutathione peroxidase, GPx) 的重要成分。GPx能抑制脂質的氧化或過氧化物的破壞，而形成保護細胞和胞器的膜，預防核酸的變性。此外，硒還能提高巨噬細胞或嗜中性球的活性，減少癌細胞生成的機會。

對於可能已形成的癌細胞，硒還可經由硫氧化還原酶 (thioredoxin reductase, TR) 以及抑制二型環氧化酶（COX－2）作用，來達到抑制發炎、促使癌細胞凋亡 (apoptosis) 的作用。

天然的食物像是南瓜、番茄、大蒜、洋蔥、海產等，都有硒的存在。

建議劑量

每天二〇〇～一二〇〇微克。

注意事項

肝、腎功能不全者需注意劑量的調整。

劑型

建議以硒酵母型式來補充，因為以結構來說，有機硒的腸道吸收率（硒酵母、硒甲硫胺酸）比無機硒（亞硒酸鹽、硒酸鹽）高，且較無慢性中毒的危險性，因此我建議大多數癌症患者應補充硒酵母。

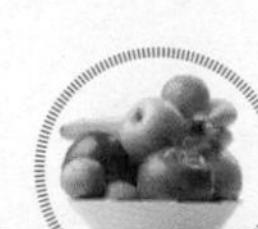

有機鍺（Organic Germanium）

機轉

鍺元素對肝癌、肺癌、胃癌、腸癌等癌症具有輔助治療的作用，尤其萃取蕈菇類精華物質的有機鍺能誘導干擾素，干擾素又能活化自然殺手細胞和巨噬細胞，因此能殺死癌細胞和外來細胞，增強免疫能力和抗癌作用。另外，鍺也具有高度抗氧化作用，可以有效地抵抗自由基，避免細胞DNA被破壞而導致癌細胞的生成。

建議劑量

每天三〇〇～一五〇〇毫克。

注意事項

肝、腎功能不全者需注意劑量。

劑型

建議選擇有機鍺型式，因為以二氧化鍺來補充的話，可能會有毒性傷害。一九八八年松坂 (Matsusaka T.) 等人研究發現，人體若長期攝取含二氧化鍺 (GeO_2) 的飲水，會引起腎衰竭與肌肉病變。因此，保健預防癌症時要注意，所服的錠劑中，鍺化合物的型式是否為酵母、胺基酸等有機型式，而不是人工化學合成的無機型式。

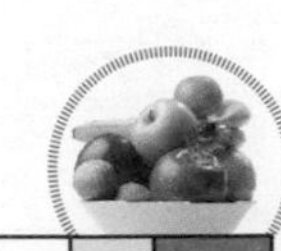

鋅（Zinc）

機轉

鋅是人體內多種酵素的輔助因子，也直接參與核酸、蛋白質的合成、細胞的分化和增殖等作用，是人體生長發育、免疫防禦、生殖遺傳等重要生理中所必需的營養素，可以強化白血球自然殺手細胞功能，協助自體抗癌。

罹患過敏性疾病、惡性腫瘤、感染性疾病的時期，體內鋅的需要量會增加。而糖尿病、肝炎等慢性發炎疾病也會因出現腎病變，而造成體內的鋅慢性缺乏，使得身體免疫力也跟著變差，形成惡性循環。

我們平常不難從食物中取得鋅，像是牡蠣、蛋、肉類、堅果類的鋅含量極豐富；但這些食物往往都是高膽固醇、高油脂的食物，攝取上必須留意。此外，由於植物中的植酸及膳食纖維會抑制鋅的吸收，因此素食者易缺乏鋅，需另行補充。

建議劑量

每天二〇～六〇毫克。

劑型

建議以胺基酸螯合鋅的型式來攝取，可以避免鋅離子對身體產生直接傷害，且可以增加吸收利用率。

注意事項

過量的鋅會妨礙銅的吸收代謝，使得造血功能不全，因此建議長期補充鋅者，可藉由補充含銅的綜合維生素（一五毫克鋅需有二毫克銅），來降低此一副作用。

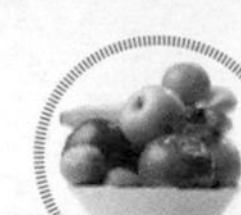

鈣（Calcium）

機轉

鈣的功能廣泛，除了保骨本外，還有安神助眠、降血壓、改善大腸激躁症等效用。鈣質不但一般人要注意補充外，像是卵巢癌、乳癌、子宮內膜癌、大腸癌、攝護腺癌等患者，因為骨頭密度容易流失造成骨折，所以應定時補充，以減少骨鬆機會，同時還能調控細胞內的訊息，穩定情緒，幫助入眠。

建議劑量

每天六〇〇～一二〇〇毫克。

注意事項

癌末時患者會出現高血鈣症，因此不宜另行補充鈣。另外，長期每天補充鈣二〇〇〇毫克以上，容易導致泌尿道結石。

劑型

鈣質來源分為檸檬酸鈣、葡萄糖酸鈣、磷酸鈣、碳酸鈣等，其中以含有檸檬酸鈣的複方鈣吸收率最好。而碳酸鈣（俗稱珊瑚鈣）的鈣離子含量是最多的，只是吸收率不佳；更好的補充法是鈣、鎂、維生素D_3一起補充，鈣、鎂以三比一的黃金比例，再加上活性維生素D_3可刺激鈣運輸蛋白，將在小腸內腔的鈣離子主動運輸至小腸的絨毛細胞內，增加血液中鈣離子的量，抑制骨鈣的流失。

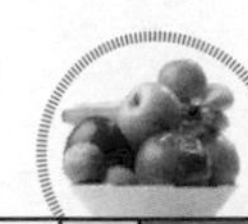

鎂（Magnesium）

機轉

鎂是人體內超過三〇〇種以上酵素作用的輔助因子，其所參與的生理代謝反應，包含核酸和蛋白質的合成、其他礦物質和維生素C的代謝，最重要的是能調節鈣的恆定，可以預防鈣質沉澱於組織以及血管壁，維持心臟正常功能，降低動脈硬化。此外，鎂也可以維持神經、肌肉細胞的正常功能。

由於鎂是葉綠素的中心元素，因此深綠色蔬菜中含有大量的鎂，像是綠色葉菜、香蕉、杏仁、鱈魚等。

建議劑量

每天二五〇～一〇〇〇毫克。

注意事項

無

劑型

連同複方鈣、維生素D_3合併錠劑。

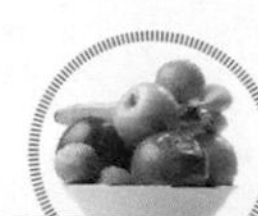

鐵劑（Iron）

機轉

人體的造血系統需要鐵來改善缺鐵性貧血。鐵質缺乏的高危險群包含月經期的女性、嬰幼兒、青少年、素食者及懷孕的婦女等，因此大多數人都應該補充鐵。另外，除了補充維生素C可幫助身體的鐵質吸收外，維生素B_6、維生素B_{12}、生物類黃酮及其他抗氧化營養素，也都可提升人體對鐵質吸收利用的程度。

建議劑量

每天一〇～一五毫克。

劑型

建議以磷酸鐵或是胺基酸螯合鐵劑來補充。

注意事項

鐵是促氧化礦物質，對大腸黏膜細胞有促癌效應，除非缺鐵嚴重，否則不宜自行補充。

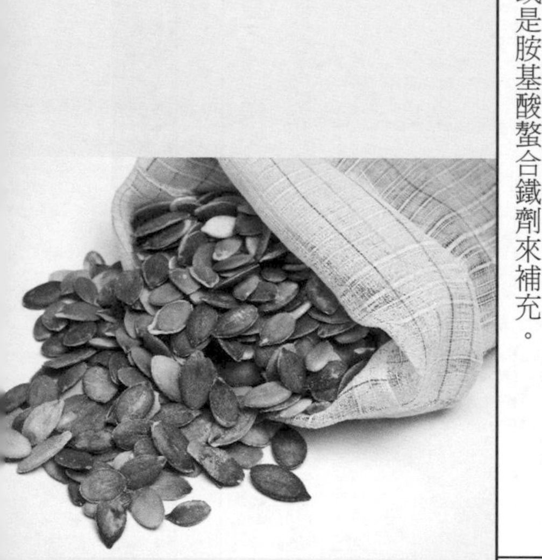

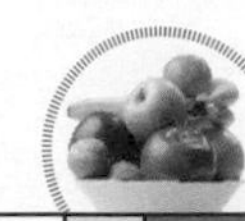

有機鉻（Chromium）	
機轉	由於胰島素阻抗會造成癌症控制不良，而鉻活化的葡萄糖耐受因子可增加細胞上的胰島素接收器之敏感性，強化細胞對胰島素的吸收，故建議糖尿病患者可補充有機鉻，協助細胞對血糖的代謝作用，幫助消耗脂肪，降低血液中的膽固醇及三酸甘油酯。另外，鉻也是基因DNA和RNA的穩定劑，可防止細胞突變並預防癌症發生。
建議劑量	每天二〇〇～六〇〇微克。
注意事項	極少數患者會出現影響運動或認知功能障礙，此時調整劑量即可。
劑型	建議以酵母鉻型式補充為佳。目前市面上的有機鉻分為吡啶羧酸鉻 (chromium picolinate)、氯化鉻 (chromium chloride) 或酵母鉻 (chromium yeast) 等型態，其中以酵母鉻對人體吸收和改善糖尿病的指數最佳。

二、脂肪酸

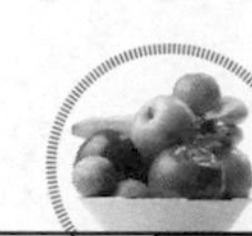

魚油（Fish oil）

機轉

魚油屬於Ω－3（Omega-3）多元不飽和脂肪酸，其中EPA（二十碳五烯酸）及DHA（二十二碳六烯酸）具有降低血脂、血壓及預防血管栓塞、抗發炎、抗過敏、抗腫瘤等益處，對癌症患者來說，更可以降低腫瘤復發、改善生活品質、延遲癌末惡病體質的產生。

建議劑量

一〇〇〇～五〇〇〇毫克。

注意事項

魚油有抗凝血作用，故接受重大外科手術前後三天宜暫停服用。

劑型

建議以TG型式魚油補充較好。魚油分為天然(TG型式)及合成(EE型式)二種，文獻指出，腸道對EE型式魚油的吸收率為二〇％以下，而且經過胃酸的作用，會衍生出甲醇及乙醇的代謝產物，吃久了反而會傷肝及胰臟，不可不慎。分辨方法可以參考拙作《疾病，不一定靠「藥」醫》。

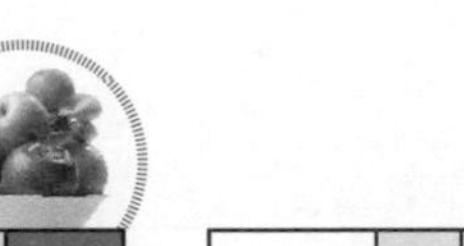

冷壓亞麻仁籽油（Flax seed oil）

機轉

內含α次亞麻油酸(ALA)，亦屬於Ω－3多元不飽和脂肪酸，故與魚油一樣具有抗腫瘤效果。

建議劑量

一天一五～三〇毫升。

劑型

必須是冷壓油，不可熱炒，以涼拌為主。

注意事項

亞麻仁籽油會經體內酵素轉換成魚油的EPA及DHA，但效果僅是魚油的五分之一，因此除非是嚴格的素食者，否則應盡量以魚油補充，效果更佳。

γ－次亞麻油酸（Gamma-Linolenic Acid, GLA）

機轉

屬於Ω－6脂肪酸中抗發炎脂肪酸，在體內主要功能是合成前列腺素E_1(Prostaglandin E_1, PGE_1)。PGE_1是一種類荷爾蒙物質，能幫助降低血壓、血液膽固醇及預防血小板的不正常聚集，並調節免疫系統的T細胞，在人體組織發炎時，能減少發炎性前列腺素E_2（PGE_2）的分泌量，進而緩解各種人體因為分泌PGE_2所引發的過敏、發炎以及氣管收縮等反應。

建議劑量

一天二四〇～四八〇毫克。

注意事項

一般應用在合併過敏、氣喘、經期症候群的癌症患者身上。

劑型

可以琉璃苣油來補充。

三、機能性營養素

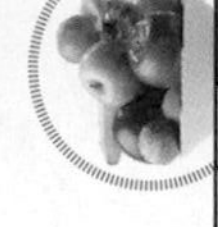

天然蕈菇類多醣體（polysaccharides）

機轉

多醣體是葡萄糖以 (1-3)-β 鍵結方式連接之葡聚醣，又稱 β-1,3.D glucan，其他還有 β-1,6.D 葡聚醣。腸道中的消化酵素能切開澱粉之 (1-4)-α 鍵結鏈，將其水解成葡萄糖，以利腸道吸收利用；而消化酵素對於 β-1,3.D 以及 β-1,6.D 葡聚醣鍵結起不了作用，因此龐大體積的多醣體無法穿透腸壁細胞，但反而可刺激腸壁上的免疫淋巴細胞，進而調節免疫系統，活化巨噬細胞、殺手細胞及自然殺手細胞，增加抗癌細胞激素如IL－2，促進白血球對於外來病原體與體內癌細胞的偵測及撲殺；所以具有 (1-3)-β 葡聚醣主鏈結構是活性多醣體的基本條件。

近年來的研究發現，由有益蕈菇類如靈芝 (Ganoderma lucidum)、舞茸 (Maitake)、椎茸 (Shiitake mushroom，內含 JLS-18)、冬蟲夏草 (Cordyceps sinensis)、雲芝 (Turkey tail mushroom) 等菌絲所產生的多醣體，具有增強或調節免疫的功能。

建議劑量

每天三〇〇～二〇〇〇毫克。

劑型

含有機鍺之多種蕈菇類多醣體為佳。

注意事項

有自體免疫疾病患者，例如紅斑性狼瘡、類風濕性關節炎等，在使用多醣體營養品時，應在醫師監測下補充較安全。

抗癌小筆記

其他多醣體療效

⊙褐藻醣膠（**Fucoidan**）：具有增加自然殺手細胞、促進癌細胞凋亡、增加免疫力之功效，但因具有抗凝血作用，故接受重大手術前後三天不宜服用。

⊙巴西蘑菇（**Agaricus blazei**）：在巴西又稱之為神菇（God of mushroom），其富含葡聚醣多醣體，對於許多癌症如子宮頸癌等具有抑制效果。

⊙牛樟芝（**Taiwanofungus camphoratus**）：又稱為牛樟菇、神明菇，是一種藥用真菌，含有三萜類、β葡聚醣、抗氧化酵素SOD、多醣體等，具有調節免疫系統、抗癌、護肝等作用。但須注意坊間假的牛樟芝很多，我曾有一個病患自行到山上購買來路不明的牛樟芝服用，結果出現突發性耳聾（耳中風），從此必須終身配戴助聽器，因此購買上應多加小心。

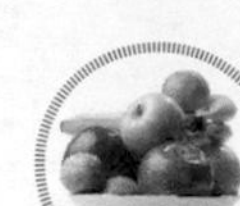

機能性益生菌（probiotics）

機轉

益生菌是一種活的菌，具有調節、改善人體健康的效用，因此增加腸道內益菌數，可立即改善化療、放療時造成的腸內生理變化，還可降低幽門螺旋桿菌感染，減少胃癌發生。此外，益生菌能調整腸胃道黏膜的通透性，改善腸漏症，降低過敏原及毒素進入人體血液及淋巴液中，減輕肝臟解毒負擔，降低膀胱癌發生機會。根據研究，益生菌還可調整腹腔淋巴結內的免疫反應，降低大腸直腸癌發生機率。

坊間常見的益生菌包括多種菌，如嗜酸乳酸桿菌 (*Lactobacillus acidophilus*，A菌)、雙叉乳酸桿菌 (*Bifidobacterium bifidum*，B菌)、龍根菌 (*Bifidobacterium Longum*)、保加利亞乳酸桿菌 (*Lactobacillus bulgaricus*)、嗜溫鏈球菌 (*Streptococcus thermophilus*)、*Lactobacillus Johnsonii*、*Lactobacillus paracasei* 等等。另外，好的益生菌產品中應添加菊糖 (inulin) 或果寡糖這類「益菌原」或是「益菌生」(prebiotics) 等物質，以幫助益生菌生長，提供更全方位的腸道保健。

建議劑量

一天一〇〇億~五〇〇〇億隻活菌。

劑型

建議以乾燥粉狀活菌補充。

注意事項

化療後白血球降至一〇〇〇以下者，應暫停服用。若是婦科癌症、攝護腺癌患者，不建議由可能含雌激素、環境荷爾蒙之乳製品補充。由於益生菌不耐熱，購買後應放置冰箱冷藏。市面上益生菌產品優劣差別甚大，要怎麼分辨好壞，我在《疾病，不一定靠「藥」醫》一書有更詳細的介紹。

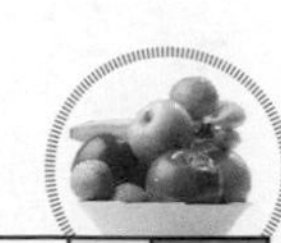

酵素（Enzyme）	
機轉	幫助消化食物中的蛋白質、脂肪以及碳水化合物，尤其接受頭頸癌、肝、膽囊、胰臟、胃、小腸手術者，宜補充酵素，以幫助營養素吸收。
建議劑量	每餐前一粒。
注意事項	剛接受消化道手術後，需待排氣正常、進食三天後，才可開始補充。
劑型	以不含防腐劑的膠囊來補充。動物酵素的效果較強，但須注意污染問題。植物酵素較溫和，一般是從未成熟的木瓜、鳳梨等水果萃取而來。

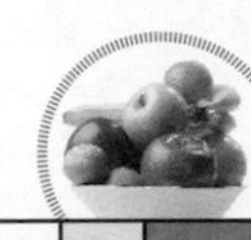

四、胺基酸類

蛋白質胺基酸粉（protein powder）

機轉

癌症治療期間需要大量蛋白質，來幫助組織重建、協助造血、增加免疫功能、改善生活品質。因此我通常會建議癌症患者以去皮雞胸肉、不同深海魚肉、豆類製品做為蛋白質的主要攝取來源。如需額外補充，建議可以乳清蛋白 (whey protein) 和大豆蛋白 (soy protein) 這兩種優質蛋白質來提供身體足夠的胺基酸量。

乳清蛋白富含支鏈胺基酸(BCAA)的白胺酸、纈胺酸、異白胺酸，這些胺基酸是肌肉生成所需的營養素，加上富含半胱胺酸，具有提升免疫系統效能以及增加體內抗氧化能力。而大豆蛋白雖是植物性蛋白質，但是吸收利用率可媲美動物性蛋白質，並且含有大量的必需胺基酸。

建議劑量

每天每公斤體重一・二～一・五公克。

劑型

乳清蛋白加大豆蛋白。

注意事項

剛接受消化道手術後，需待排氣正常、進食三天後，才可開始補充。

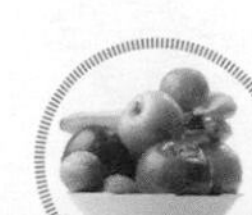

麩醯胺酸（Glutamine）

機轉

麩醯胺酸是身體肌肉含量最豐富的胺基酸，是身體各個組織及器官間氮元素的運輸者，也是小腸、免疫淋巴球及巨噬細胞的主要能量來源。在正常情況下，人體會自行合成麩醯胺酸，以提供細胞在製造DNA、RNA時所需要的氮元素，幫助細胞合成以及修復，進而協助體內各種組織的合成以及受損修復，因此不一定要另行補充。可是對接受化學或放射治療的癌症患者，以及身體承受重症(如感染、開刀、燒燙傷)、黏膜潰瘍的人來說，體內所需的麩醯胺酸量會大大增加，因此麩醯胺酸就成了「條件性必需胺基酸」。

近年來研究發現，如癌症患者在接受化學或放射療法的同時，注射或口服補充麩醯胺酸，可有效減輕因化學或放射治療所產生的黏膜破損、腹瀉等副作用，並調節免疫系統，增加患者治療效果及生活品質。

建議劑量	注意事項
每天三～三〇公克。	無

劑型

左旋型式麩醯胺酸，亦可添加抗發炎甘草萃取物(DGL)以及促進修復的蘆薈多醣體。

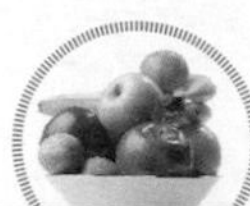

乙醯左旋肉鹼（Acetyl-L-carnitine）

機轉

肉鹼是一種胺基酸，協助體內脂肪酸的代謝，促進細胞粒腺體的能量更新，並幫助輔酵素Q_{10}進入粒腺體中。研究發現，在癌症化療、放療前後補充，可以改善疲倦感，並降低肝癌發生率。

建議劑量

每天五〇～五〇〇毫克。

注意事項

無

劑型

和輔酵素Q_{10}一起搭配效果更佳。

五、維生素類

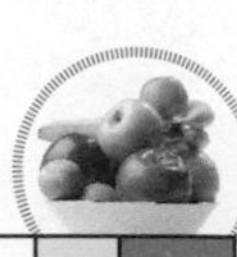

維生素A（Vitamin A）

機轉

維生素A不僅對於眼睛有幫助，對於體內的免疫系統及抗發炎作用也有增強的效果。因為維生素A可抑制不正常細胞的分化、生成，因此可抑制細胞的癌變，可預防食道癌、直腸癌和皮膚癌等。

建議劑量

每天五千～二萬國際單位。

劑型

一般以複方綜合維生素或是複方抗氧化劑一起補充較安全。

注意事項

維生素A是脂溶性維生素，會在體內脂肪中累積，研究指出，每天攝取維生素A超過三萬微克（約十萬國際單位），會產生慢性中毒症狀，肝功能異常者必須特別注意。

維生素A有一系列前驅營養素如胡蘿蔔素，可以藉由補充橙色及深黃色的蔬果中攝取，如紅蘿蔔、番薯、菠菜、蛋黃等，其中以β－胡蘿蔔素為主。β－胡蘿蔔素可在人體小腸內經過酵素轉換後成為維生素A，因此我建議以補充β－胡蘿蔔素代替直接攝取維生素A較安全。

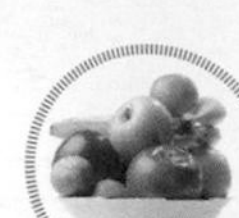

維生素D（Vitamin D）

機轉

維生素D也是脂溶性維生素，分為維生素D_2(Ergocalciferol)，及有活性的維生素D_3(Cholecalciferol)；來源包括魚肝油、牛奶、蛋黃等，另外皮膚照射陽光紫外線，也能幫助身體自行產生活化的維生素D_3。

維生素D的重要功能為調節鈣、磷的吸收以及骨骼的鈣化作用。研究發現，足夠的維生素D可以降低三三%罹患心血管疾病的機率，罹患第二型糖尿病、代謝症候群的風險各下降五五%、五一%。而適當的維生素D也可以降低乳癌、大腸直腸癌、攝護腺癌罹患率等，機轉應該跟細胞核內的DNA調控有關。

建議劑量

每天二五微克（一〇〇〇國際單位）～一二五微克（五〇〇〇國際單位）。

劑型

活性維生素D_3為主。

注意事項

維生素D是脂溶性的，攝取過多會導致身體衰弱、反胃、腹部絞痛、頭痛、血中鈣質上升、血壓上升等症狀。另外，癌末患者會出現高血鈣症，因此不可補充維生素D。

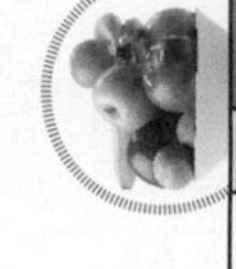

維生素E（Vitamin E）

機轉

維生素E是一種脂溶性維生素，主要存在於一些植物油中，尤其小麥胚芽油中其含量相當豐富。其主要功用是清除體內自由基，有助防止細胞膜以及核膜多元不飽和脂肪酸及磷脂質被氧化，保護細胞的完整性，降低細胞癌變，健全免疫系統以及眼睛視網膜，防止脂褐素沉著於皮膚造成斑點的作用，並且可以減少血液中的過氧化脂質，降低罹患心臟疾病的發生率。

建議劑量

每天建議攝取量是四〇〇～八〇〇國際單位。

劑型

維生素E包含生育醇（飽和型，tocopherol）以及生育三烯醇（不飽和型，tocotrienol），而每一型又因其甲基結構分為α、β、γ、δ四種，故維生素E總共有八種成分。不過天然維生素E的分子結構為右旋型d－型式，而合成維生素E則為左旋型dl－型式，可能是由石化原料中萃取得來的，因此吸收率和活性相較天然型式差許多。因此建議以d－α型式維生素E為最佳。

注意事項

重大手術前後三天應暫停補充，以避免出血風險。

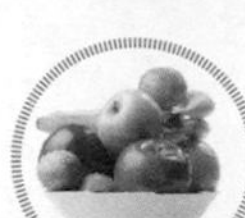

維生素B群（B complex）

機轉

維生素B群包括維生素B_1、B_2、B_6、B_{12}、葉酸(Folic acid)、生物素(Biotin)、菸鹼酸(Niacin)、泛酸(Pantothenic acid)等，在生理功能上都有其特定的作用，主要是參與細胞能量代謝。此外，維生素B群有互相催化或輔助效果，所以缺一不可。

因為維生素B群是水溶性的，很容易隨著體內的水分一起排出，所以每天要有足夠補充，才能維持體內生化作用的進行。尤其是癌症患者在治療前、中、後特別需要，可幫助身體造血、保護神經、以及提升化療後肝臟解毒作用等。

由於維生素B群在體內組成一個複雜的生理、生化網路，因此補充時最好以複方補充，除非特別狀況，才需單獨服用。以下僅就建議劑量稍加提醒，詳細機轉可參考拙作《疾病，不一定靠「藥」醫》。

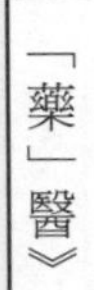

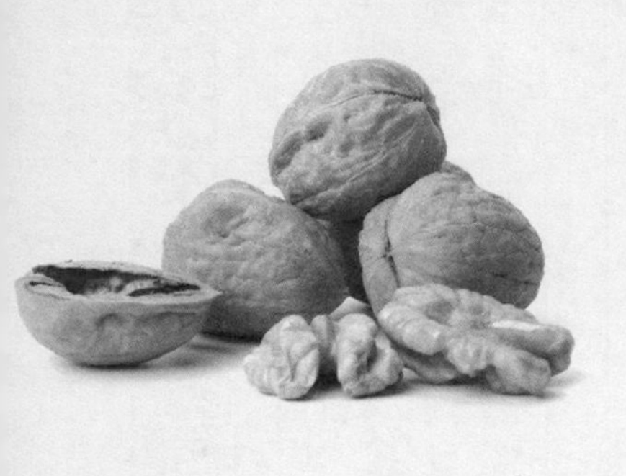

建議劑量

維生素B_1：每天二～三〇毫克。
維生素B_2：每天五～三〇毫克。
菸鹼素（維生素B_3）：每天五〇～三〇〇毫克。
維生素B_6：每天二五～二〇〇毫克。
葉酸：每天四〇〇～一〇〇〇微克。
維生素B_{12}：每天五〇～一〇〇〇微克。

劑型

以天然無防腐劑之B群為優，其放置室溫下會因氧化而產生黑點，而人工合成的B群不易產生此現象。

注意事項

◎維生素B_2：高劑量可能會腹瀉。
◎菸鹼素（維生素B_3）：部分患者可能會出現臉紅、血管擴張、皮膚癢等副作用。
◎維生素B_6：長期高劑量可能造成不可回復的感覺神經異常或是感官失調。
◎葉酸：特別注意補充葉酸會掩飾維生素B_{12}缺乏的症狀，還有就是高劑量葉酸會干擾到某些化療藥物的效果，如Fluorouracil（服樂癌、弗洛瑞斯等）、Methotrexate（必除癌）等。
◎維生素B_{12}：胃癌手術後更需要注意維生素B_{12}缺乏的情形。如果是胃切除患者，則因為協助B_{12}吸收的內在因子缺乏，建議另外補充含有內在因子的B_{12}效果較好。

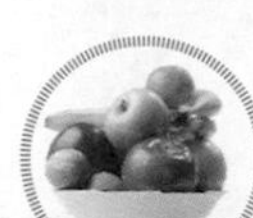

維生素C（Vitamin C）

機轉

維生素C是動物體內重要的水溶性維生素，人體無法自行合成產生，需靠食物或是營養品補充。維生素C可以保護維生素A、還原維生素E，進而預防多元不飽和脂肪酸氧化，減少細胞受到自由基破壞攻擊，降低癌細胞的發生。

建議劑量

每天五〇〇～三〇〇〇毫克。

劑型

添加抗壞血酸鈣或碳酸鈣的維生素C或酯化維生素C。

注意事項

有泌尿道結石體質者應少量攝取，並多喝水（每天三千西西以上）。

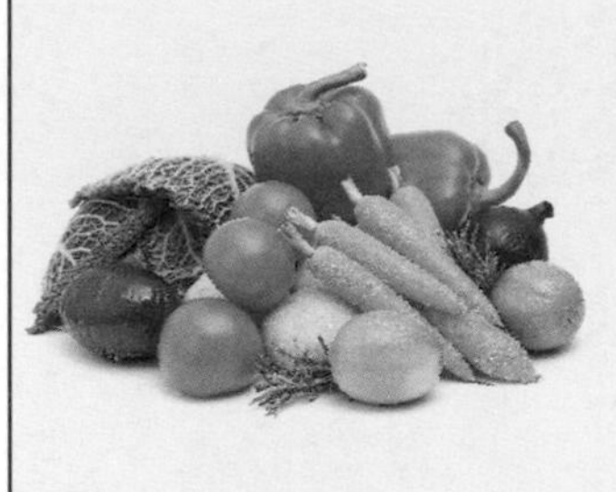

六、特殊抗氧化劑

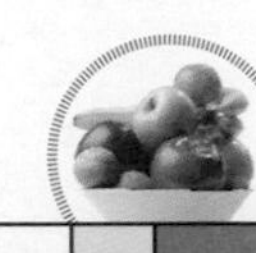

輔酵素Q_{10}（Coenzyme Q_{10}、ubiquinone、Co Q_{10}）

機轉

輔酵素Q_{10}主要的功能是在粒腺體內膜上協助電子鏈的傳遞，以產生能量貨幣ATP，是身體細胞能量發電廠粒腺體的產能來源。輔酵素Q_{10}也是強力抗氧化劑，可幫助其他抗氧化劑如維生素C、維生素E還原，提高體內全面的抗氧化值；同時也能調節免疫系統，增加抵抗力，改善乳癌患者的身體狀況。

建議劑量

每天一〇〇～三〇〇毫克。

注意事項

建議癌症患者在接受化療前後兩小時不要服用。

劑型

需內含左旋肉鹼（L-carnitine）、二十八烷醇及維生素B群，才能達到有效吸收利用的效果。

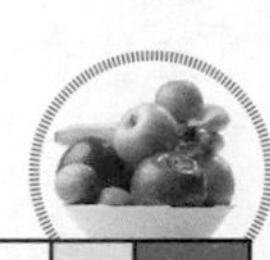

α－硫辛酸（Alpha Lipoic Acid）

機轉

α－硫辛酸主要是參與細胞粒腺體的生化作用，也是葡萄糖代謝成能量作用中的必要因子。硫辛酸有抗氧化、抗自由基的作用，能降低自由基對於細胞膜以及DNA的損傷，以同單位抗氧化劑來比較的話，硫辛酸效用超過維生素C、維生素E、輔酵素Q_{10}等。

建議劑量

每天三〇〇～六〇〇毫克。

劑型

以膠囊內含粉劑補充。

注意事項

建議癌症患者在接受化療前後兩小時不要服用。而有服用降血糖藥物者需注意血糖監測，以免產生低血糖現象，另外，服用高劑量時應補充維生素B_1。

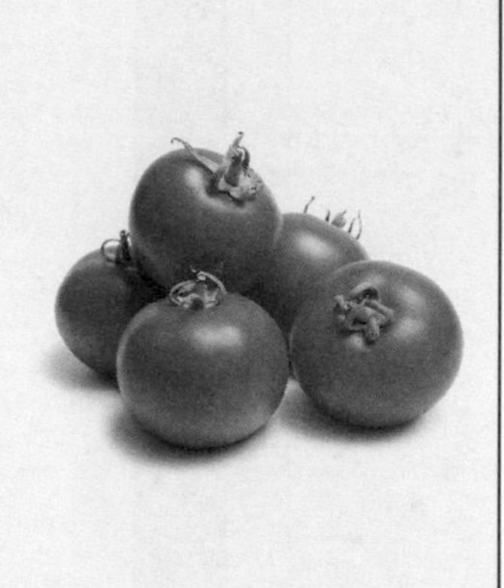

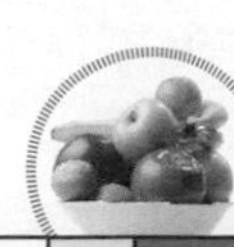

七、植化素（phytochemical）

大豆異黃酮（Soy Isoflavones）

機轉

大豆異黃酮因其化學結構式與女性雌激素相似，因此又稱為植物性雌激素（Phytoestrogen）。雌激素作用的接受器有分α及β二種，α接受器大多分布在子宮及乳房，β接受器則是在中樞神經、血管、骨骼、膀胱和皮膚。大豆異黃酮多與β雌激素接受器結合，所以比較沒有雌激素導致乳癌和子宮內膜癌的疑慮。

因為作用平緩，而且不會有女性荷爾蒙的強烈副作用，可以改善更年期症候群及預防骨質疏鬆症。重要的是大豆異黃酮有抗自由基的作用，可以減少細胞的氧化傷害、降低血管中的脂質過氧化物。其中的金雀異黃酮以及黃豆甘原是重要成分，研究發現，多吃大豆異黃酮的婦女，其子宮內膜癌風險能降低五四％。

建議劑量

每天二〇～八〇毫克。

劑型

大豆異黃酮分成兩大類：第一類是不含醣基的（Genistein、Daidzein、Glycitein），第二類是含醣基的（Genistin、Daidzin、Glycitin），我建議兩類都具備才是好的大豆異黃酮。

注意事項

可能干擾乳癌抗荷爾蒙藥物「泰莫西芬」的療效，所以乳癌患者如果病理切片報告是ER陽性，建議以天然食物如豆漿、豆腐、豆乾等來補充，其他患者如有合併嚴重更年期、停經症候群則可以補充。

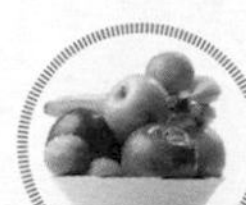

木酚素（Lignan）

機轉

木酚素廣泛存在植物中，其中以芝麻及亞麻籽的含量最高。在國內及國外大型研究中紛紛提出木酚素在抗氧化、抗發炎及抗腫瘤的方面，有卓越的功效。

建議劑量

建議攝取含有芝麻製品的營養素。

注意事項

對芝麻過敏者可藉由含木酚素的保健食品補充。

劑型

萃取自芝麻籽的膠囊。

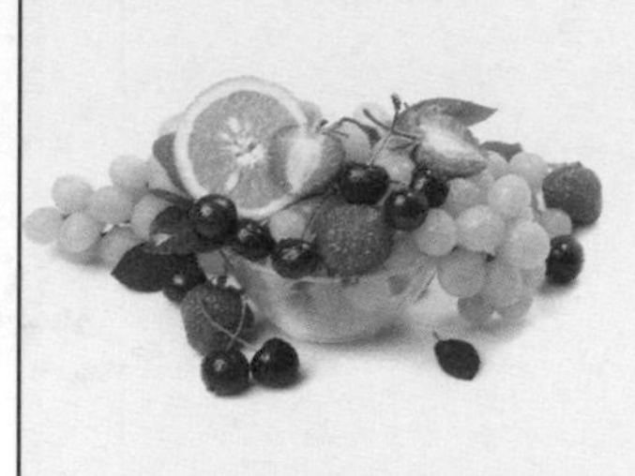

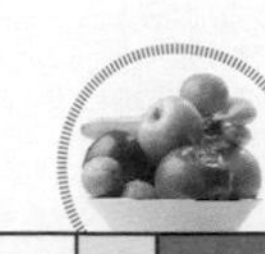

大蒜精（Allicin）

機轉

大蒜精為淡黃色油狀液體，不溶於水，具有強烈的大蒜味、性辣。大蒜精的產生過程是大蒜先經過破碎後，將其中不穩定的蒜胺酸（alliin）經過蒜胺酶（alliinase）多次分解、失水而生成。

研究顯示，蒜精有抗菌、消炎的作用，也可經由抑制磷脂水解脢A_2來降低發炎性前列腺素（PGE_2）的產生，促進免疫功能的調節。大蒜精可以降血壓、抑制血小板聚集、增加一氧化氮（NO）的濃度，進而有預防動脈硬化的效用。

此外，大蒜精可說是抗癌聖品，對大腸直腸癌、攝護腺癌的預防效果尤佳，如果有大腸息肉或是家族有大腸癌史的話，不妨每天多補充大蒜精。

建議劑量

每天三〇〇～一〇〇〇毫克。

劑型

膠囊狀大蒜精。

注意事項

服用抗凝血劑或是接受重大手術前後三天不宜服用。消化道手術應於手術十天後再開始服用。

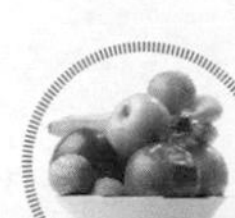

十字花科萃取物吲哚三－甲醇（Indole-3-carbinol, I3C）

機轉

屬於植化素有機硫配醣體，近來多種有效的抗癌藥物如三甲氧基吲哚類化合物、二吲哚甲烷等都是以吲哚為主架構的抗癌藥物，它可以透過延滯細胞週期抑制癌細胞的生長，對於卵巢癌、肝癌、乳癌都有抗自由基、抗癌的效果。此外，吲哚可以調整肝臟雌激素的代謝生成平衡，所以對乳癌和卵巢癌等有七成以上的抑制效果。

台北醫學院研究八種十字花科蔬菜，把蔬菜冷凍乾燥後，再以溶劑溶出它的營養成分，結果發現，高麗菜芽、芥藍菜、小白菜、大白菜、青江菜、花椰菜和高麗菜含有吲哚；其他十字花科蔬菜還有油菜、茼蒿、蘿蔔等。這些蔬菜除了含有吲哚、含硫有機化合物等抗癌物質以外，另外富含維生素C、胡蘿蔔素和膳食纖維。

建議劑量

每天二〇〇～四〇〇毫克的吲哚I３C（相當於一二〇～一四〇顆生的球狀甘藍）。

注意事項

使用泰莫西芬抗荷爾蒙藥物時建議服用低劑量之I３C。

劑型

錠劑或膠囊。

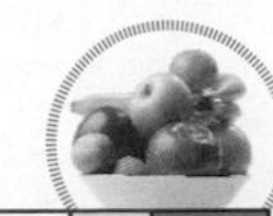

薑黃素（Curcumin）

機轉

此乃印度傳統藥材，是薑黃塊莖的多酚成分，具有抗氧化、抗發炎、促進癌細胞凋亡、防癌等作用。

建議劑量

每天五〇〇～六〇〇〇毫克。

劑型

一般與其他營養素搭配之複方粉末補充品。

注意事項

抑制血小板凝集，於重大手術前後三天宜先暫停補充。另外會干擾部分化療效果，所以化療一天後再開始補充。

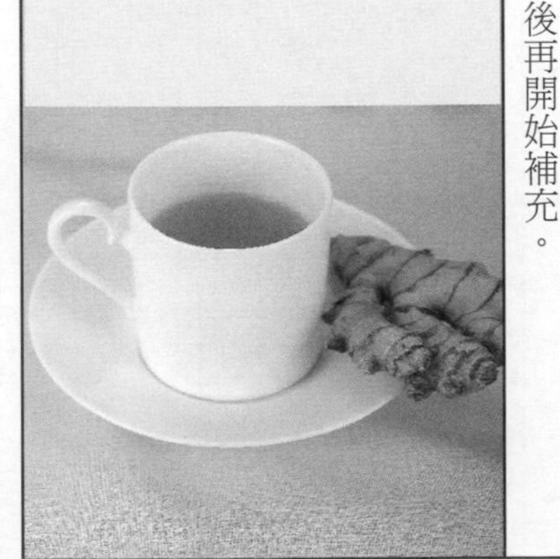

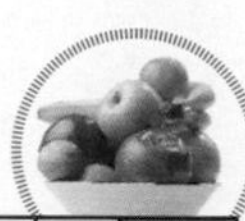

白藜蘆醇植化素（Resveratrol phytochemicals）

機轉

其內的葉綠素、纖維素、抗氧化酵素SOD等，可協助腸道的正常生理修復，調節免疫系統，清除吸呼道的自由基。

建議劑量

每天八～十二公克。

注意事項

白藜蘆醇的營養成分都在細胞中，所以要有一定的技術來破壞細胞壁，才能完全釋放出其有效營養成分。

劑型

以粉劑型為佳。

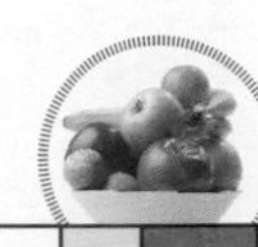

β-胡蘿蔔素（β-carotene）

機轉

屬於類胡蘿蔔素家族中重要的抗氧化劑，天然蔬果中有許多的β-胡蘿蔔素，在體內可被分解成維生素A，由於補充高劑量維生素A有中毒的疑慮，因此β-胡蘿蔔素是人體補充維生素A相當好的來源。β-胡蘿蔔素可以幫助抗氧化、修復DNA，維持表皮及黏膜的完整性，所以對於皮膚、口腔、呼吸道疾病特別有幫助。

建議劑量

每天一五～三〇毫克。

劑型

以複方抗氧化劑型式之錠劑或膠囊。

注意事項

研究發現，抽菸癮君子服用單方β-胡蘿蔔素反而有增加肺癌的疑慮，故建議盡量以複方天然抗氧化劑補充為佳。高劑量β-胡蘿蔔素會造成皮膚變黃的副作用，但只要停止服用，就可以恢復正常。

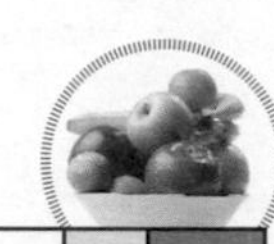

茄紅素（Lycopene）

機轉

存在於紅色果肉如番茄、西瓜、胡蘿蔔、紅石榴等的茄紅素，具有抗氧化、清除自由基的功效，對口腔癌、食道癌、胃癌、乳癌、卵巢癌、攝護腺癌等具有預防功效，其他應用包括改善攝護腺肥大以及血管硬化。

建議劑量

每天一五～四五毫克。

注意事項

無

劑型

建議以複方抗氧化劑補充，如含有六氫及八氫的茄紅素效果更好。

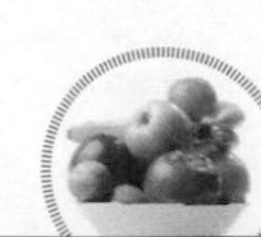

葉黃素（Lutein）／玉米黃素（Zeaxanthin）

機轉

眾所周知，葉黃素及玉米黃素屬於類胡蘿蔔素家族，因其有抗氧化、抗自由基的作用，對各種眼睛老化問題如：青光眼、乾眼症、老年性黃斑部病變、糖尿病造成的視網膜病變，都能有效預防或減緩其眼睛的病變傷害。特別是現代人大多長時間使用電腦，更要注意保養，以防突發性眼睛中風或是視力減退等問題。

此外，因其有減少自由基(氫氧自由基)引發的ＤＮＡ變化，以及免疫調控、抗腫瘤的特性，對於大腸直腸癌、胃癌、皮膚癌、肺癌等也具有預防功效。

建議劑量

每天五～三〇毫克葉黃素。

注意事項

無

劑型

含有玉米黃素等類胡蘿蔔素尤佳。

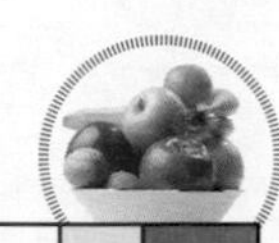

槲皮素（quercetin）

機轉

槲皮素是一種類黃酮類的植化素，存在於洋蔥、莓菓、蘋果等蔬果中。如其他植化素一樣，它具有抗氧化以及清除自由基的效用，對於癌症（特別是肺癌）具有防治功效。此外，還有促進胰島素分泌、降血糖，預防白內障、攝護腺肥大、抗過敏等功效。

建議劑量

每天五〇〇～四〇〇〇毫克。

劑型

建議以複方抗氧化劑補充為佳。

注意事項

研究發現，高劑量槲皮素會增加糖尿病患罹患腎臟癌的機會。

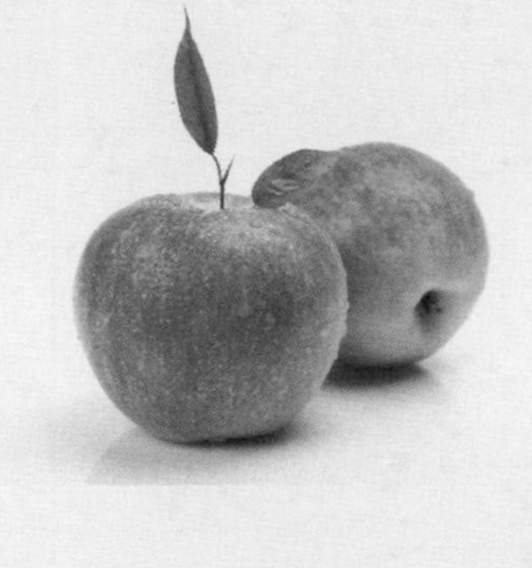

八、其他保健品

銀杏（Ginkgo biloba）

機轉

主要做為治療和保健用途，成分包含銀杏酯、銀杏糖苷黃酮、銀杏醇、配醣體等。銀杏萃取物具抗氧化以及減少血栓形成的效果，可改善血管缺氧、血中脂質過氧化的問題，能有效促進全身血液循環，尤其是末稍血液循環。

此外，銀杏還可降低輻射、壓力造成的細胞自由基損傷；過去在車諾比核電廠輻射外洩事件中，科學家以每天三次、每次各四〇毫克銀杏萃取物給工作人員補充，為期兩個月後停用，再度檢測時，發現工作人員體內自由基以及致癌因子比補充前下降許多，達到標準範圍內。

建議劑量

每天四〇～二〇〇毫克。

注意事項

重大手術前後三天宜暫停服用；銀杏可能會干擾部分化療藥物(如Paclitaxel、Doxorubicin等)，故建議化療一天後再開始補充。另乳癌患者病理報告ER陽性者，可能會干擾荷爾蒙療法。

劑型

膠囊或是舌下滴劑。

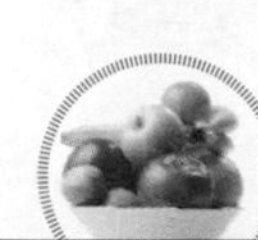

乳薊草水飛薊素（Silymarin）

機轉

根據研究，乳薊草(Milk Thistle)含有三種護肝功能的抗氧化性類黃酮，分別是silibin、silidianin及silicristin，統稱為水飛薊素。水飛薊素可增加肝臟細胞中的麩胱甘肽(Glutathione, GSH)，因而具有降低自由基的傷害及穩定肝細胞膜的作用。

臨床研究發現，水飛薊素可預防過量酒精對肝臟的傷害，以及改善肝炎、肝硬化、脂肪肝等。

由於肝臟的解毒作用分成兩個階段，當大量毒性物質經第一階段解毒過程之後，會產生比原本的物質更毒的中間代謝物，若第二階段解毒不完全，就會加重肝臟的傷害；所以增強GSH、SOD等抗氧化酵素和其他所需的營養素，就能提升肝臟解毒作用，並保護肝臟細胞。

建議劑量

每天二五〇～五〇〇毫克。

注意事項

可能干擾少數化療作用，但會促進化療對肝臟損傷的修復，故可在化療後六小時開始補充。

劑型

建議以複方保肝營養補充品為佳，如荷蘭芹、葉綠素、維生素C、維生素B群、超氧化物歧化酶(SOD)、甜菜等。

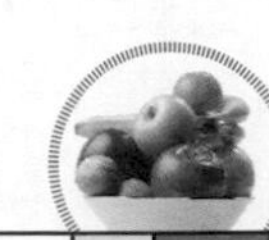

去氫表雄固酮（DHEA, dihydroepiandrosterone）

機轉

去氫表雄固酮是體內多種荷爾蒙的前驅原料，DHEA降低可說是人體老化的指標。近年來的研究發現，和DHEA減少有關的疾病，包括心血管疾病、糖尿病、慢性疲勞症候群、自體免疫疾病、阿茲海默症等。其他如因為過大情緒壓力、女性停經、老年退化所引起的內分泌異常，尤其是抗焦慮荷爾蒙 **allopregnanolone** 合成濃度降低，因而導致莫名的焦慮者，也可藉由補充DHEA來做改善。一般食物中如山藥、野山芋等，都含有豐富的DHEA。

建議劑量

每天二五～五〇毫克。

劑型

萃取自山藥、野山芋的DHEA膠囊。

注意事項

乳癌、卵巢癌、子宮內膜癌、攝護腺癌患者盡量不要補充，如需使用，必須在醫師監測下補充。

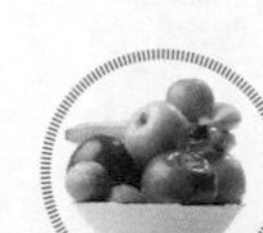

甘草萃取物（Deglycyrrhizinated licorice root, DGL）

機轉

甘草萃取物經證實能夠快速癒合胃潰瘍與十二指腸潰瘍，也能保護由阿斯匹靈導致的胃黏膜傷害。從動物實驗中發現，甘草能夠增加分泌黏液的腺體，促使潰瘍的黏膜層再生，因此使用甘草可預防口腔復發性潰瘍，並能有效減輕疼痛。二〇一一年的臨床研究也發現，甘草對癌症（尤其頭頸癌）放療及化療造成之口腔黏膜炎具有緩解效果，而且不會干擾化療藥物作用。

建議劑量

二週內每天一〇〇〇～四〇〇〇毫克。如長期服用，則建議每天不超過一五〇〇毫克。

劑型

一般以甘草根粉末搭配其他營養補充品為主。不建議以止咳甘草藥水補充，因內含嗎啡、可體松成分。

注意事項

ER陽性的乳癌患者需小心使用；另外甘草會造成鈉及水分滯留，故高血壓、心臟病患、服用利尿劑或是毛地黃藥物及肝腎功能不全患者必須注意劑量。而中高劑量的甘草素 (glycyrrhizin)、甘草酸 (glycyrrhizic acid) 有可能會導致腹瀉、過敏及肝腎衰竭等問題。

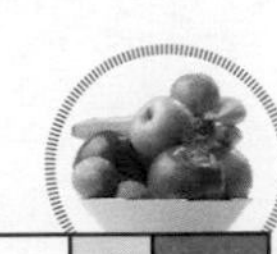

蘆薈（Aloe vera）

機轉

蘆薈中的多醣體 (polysaccharides) 可促進癌細胞（口腔癌、大腸癌）的細胞凋亡；加上還有促進腸道細胞分裂與更新，促使胃黏膜細胞分泌黏液，而達到保護胃壁的功效，因此對腸胃道黏膜的保健是相當有助益的。此外，英國的研究也證實，蘆薈對於服用抗發炎藥物導致胃潰瘍的患者，有很好的修復效果。

建議劑量

每天五〇~二〇〇毫克。

劑型

以蘆薈中的 aloe barbedensis 為主，一般會搭配其他營養補充品。

注意事項

蘆薈不可以自行長期或過量地直接食用，因為蘆薈皮中的大黃素 (Alloin) 會導致腹瀉、過敏及肝腎衰竭等問題，而且蘆薈在中醫屬性寒涼，不宜長期大量使用。

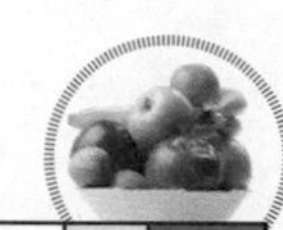

褪黑激素（Melatonin）

機轉

褪黑激素是腦內松果體分泌的一種激素，可調控睡眠和睡眠節律。如果長期晚睡者會造成褪黑激素分泌不足，嚴重影響生理。此外，褪黑激素具有抗自由基的功效，除了用於幫助入睡以及調整時差以外，還有延緩老化、預防心臟病、白內障功效，還可用來抗癌，甚至輔助治療癌症。

建議劑量

睡前一．五毫克，最高劑量不超過二〇毫克。

注意事項

會造成嗜睡。躁鬱症患者需避免使用。

劑型

含調節GABA成分之褪黑激素膠囊。

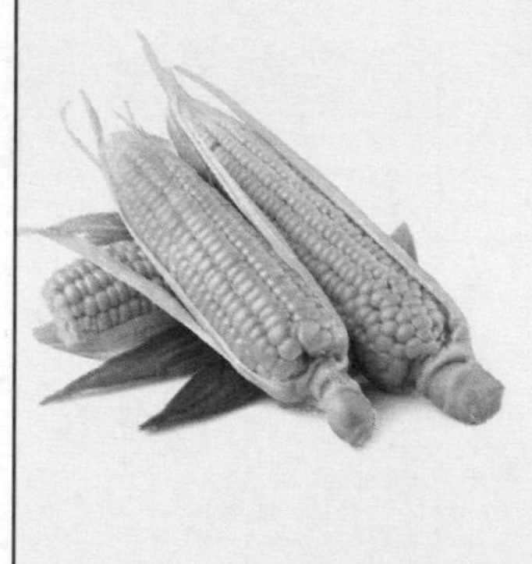

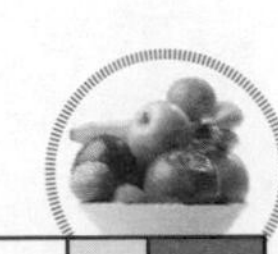

卵磷脂粉（Lecithin）

機轉

嚴格說來，卵磷脂粉不是用來抗癌，而是用來保護化療、放療時造成的肝細胞損傷。卵磷脂存在於每個細胞中，是構成細胞膜的主要成分之一，尤其在腦及神經系統、血球系統以及肝、腎等組織中極為重要。我們可以從蛋黃中分離出磷脂質，磷脂是一種脂類的統稱，含有多種含磷成分，像是卵磷脂 (Lecithin)、磷脂絲胺酸 (Phosphatidylserine)、腦磷脂 (Phosphatidyl ethanolamine)、膽鹼磷脂 (Phosphatidyl choline)、肌醇磷脂 (Phosphatidyl inositol) 等。

我們如果長期處在緊張環境和種種壓力下，會引起神經傳遞錯亂，導致神經細胞受損，而患有焦慮、易怒、失眠、耳鳴等問題。補充卵磷脂可增強大腦神經細胞膜的保護力，主成分「膽鹼」也是神經傳遞物質的前驅物，可健全神經訊息的功能。此外，卵磷脂能將膽固醇乳化成微細顆粒，進而透過血管壁被組織利用，促進膽固醇新陳代謝，還有保護肝臟、預防脂肪肝的功能。

建議劑量

每天五～二〇公克。

劑型

不含添加物之高濃度卵磷脂粉。

注意事項

市售磷脂產品濃度不一，從一〇%至六〇%都有，還有些業者為了迎合消費者的口感，多少添加了糖、香料等，對於尋求保健的癌症患者反而不利。

抗癌小筆記

市售口服營養補充品好不好？

癌症病人的飲食是相當重要的，因此在醫院時，營養師會依照個人的體重、吞嚥狀態、手術、化療、放療、肝腎功能、血糖等情形給予膳食的建議。對病友及家屬來說，最方便的營養補充方式，就是直接服用各廠商所推出的口服營養補充品，其熱量濃度從每毫升〇・七到一・二六大卡都有，患者可以依照營養師的建議來補充這類營養補充品。

這種現成的營養補充品最大的好處就是方便，但是內含營養素各有千秋，有些是人工合成營養素，有些則添加防腐劑及香料，因此若需長期補充的話，最好先跟醫師或是營養師討論後再決定。

【結語】

抗癌，需要全方位的關照

早在二十幾年前，我就曾聽過一個醫師前輩在治療癌症後，總會對他的患者說：「你的癌症我幫你治療了一半，另一半要靠你了」。剛開始我還不太了解他的意思，可是當我親自診治這麼多癌症患者後，我終於了解他的用意了。

從醫學的角度來看，癌症的形成從出現癌細胞到臨床上可以看見、偵測得到，往往需要數年甚至數十年的時間，因此抗癌除了醫師盡量將可看到的癌細胞移除或是抑制外，也需要患者這方面的努力，藉由好好調理身心健康，才能將一息尚存的癌細胞徹底從根斬除。

因此，如果將抗癌ANTI-CANCERS的英文字母拆開來看，就會發現原來每個字母都有其重大意義，而這將是癌友成功抗癌的關鍵。以下就是我所謂的全方位關照法，希望可以幫助各位癌友成功走向抗癌之路。

● **A（Avoidance）：避免。**避免香菸、檳榔、酗酒、荷爾蒙（乳製品、家禽的皮）、紅肉、環境毒素、有機毒物、塑化劑、重金屬、電磁波、輻射、病毒感染、反式脂肪，或是自身癌症已知道的風險因子。

●N（Nutrition）：**營養**。盡量以天然、有機、均衡、多蔬果、抗氧化、抗發炎（Ω－3魚油）、少紅肉、少壞油、少精製糖、低升糖指數、低胰島素阻抗的飲食來調理，而營養療法也可以提供相當的協助。

●T（Treatment）：**治療**。採取正統治療，如手術、化療、放療等。如果治癒機率高，千萬不要一味拒絕，而輔助療法如中醫、營養療法、音樂療法、能量療法等，若無禁忌，也可以在專業人員指導下實施。

●I（Immunity）：**免疫**。藉由營養素（如蕈菇類多醣體、抗氧化劑、硒、鋅等）、每日適度運動、放鬆、紓壓、聽輕音樂、親密和諧的家庭關係以增強免疫力，幫助抗癌。

●C（Cancel）：**取消、放下**。自己每天花五分鐘思考，是不是要求太多，想得太多，該放的就要放下，金錢、權力、名車、豪宅是帶不走的，應酬等無關緊要的活動，該取消就取消，人最需要的其實就是至親的陪伴而已。

●A（Acceptance）：**接受**。自己應知道並接受本身家族的癌症史（基因），如此才能更積極地從生活當中防癌。當癌症患者真的領悟生命總有結束時，將更能淡定去面對伴隨治療而來的一切狀況。不論是癌症治癒也好，與癌共存也好，癌症復發也好，癌末也好，當你能接受事實後，才能好好安排餘生，完成自我想法。

● N（Nature）：自然。多接近大自然的陽光、空氣、聲音、水、能量、負離子、芬多精，聽聽森林、海岸的自然樂章，生活上的食衣住行，盡量依照自然方式運作，少用破壞大自然的用品。

● C（Confidence）：信心。一定要對自己有自信。有堅定信心的人才會有毅力抗癌，並將身體潛能發揮極致；無信心的人很容易就放棄治療，錯失許多機會。

● E（Exercise）：運動。要活就要動，不管是快走、慢跑、游泳（要找不是用氯消毒的游泳池）、騎腳踏車、瑜伽、氣功、太極拳、八段錦、舞蹈、爬山、球類運動等，不但可控制體重、增加免疫力，還可增加正向心理能量。因此，請務必記得，在抗癌的路上一定要每天運動。

● R（Religion）：信仰。任何善念宗教、團體、組織皆能給人指引人生方向，宗教團體也能給予心靈安靜力量，能夠讓人在面對挫折時有良好的情緒抒發管道。

● **S（Sleep）：睡眠。**睡得好、睡眠效率足夠，才能讓身、心、靈獲得足夠的自我修復；要記得，睡眠不足、晚睡將破壞自我腦內激素（褪黑激素、生長激素）的分泌，降低身體自我療癒的能力。

抗癌的全方位關照法

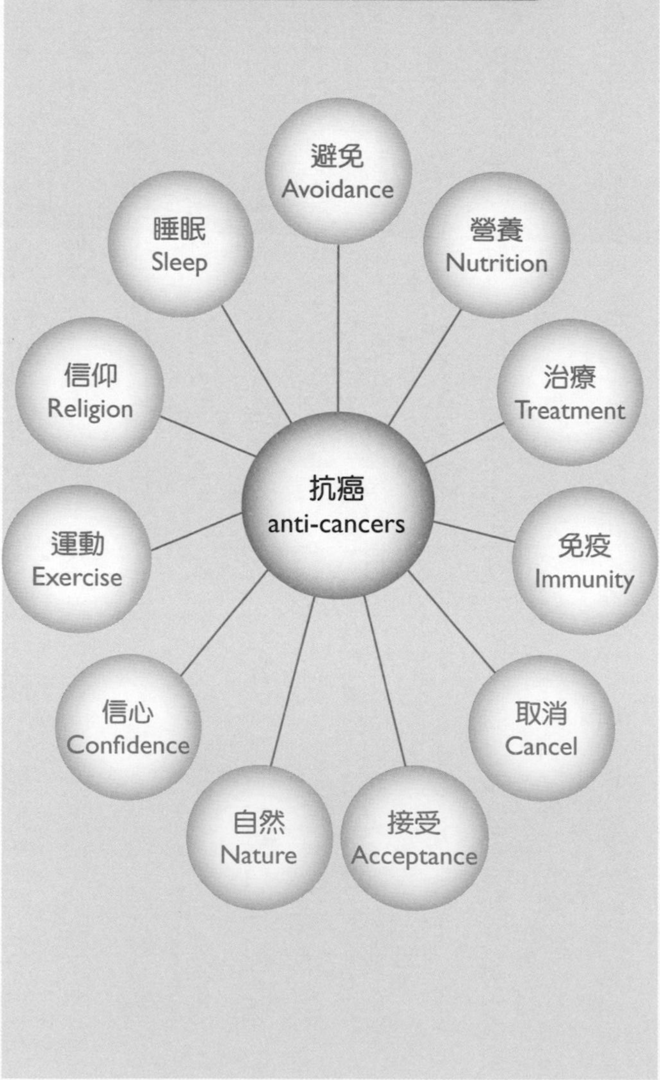

抗癌 anti-cancers

避免 Avoidance

營養 Nutrition

治療 Treatment

免疫 Immunity

取消 Cancel

接受 Acceptance

自然 Nature

信心 Confidence

運動 Exercise

信仰 Religion

睡眠 Sleep

附錄一：劉醫師的抗癌指南

臨床上這麼多年來，我可以感受到每個癌症患者的焦慮及家屬的慌亂，畢竟這是生死攸關的大事，該如何做決定？選擇哪個醫師？要不要接受主流療法？該不該攝取營養補充品？……。為了幫助癌友及其家屬冷靜地思考並作決定，我列出了幾個一定要遵守的原則，希望可以幫助各位讀者，做出最適合自己的決定。

1. 不要聽信非專業醫療人員的建議，而放棄任何主流治療或是只採用某些輔助療法。
2. 依據醫院腫瘤科醫師團隊的建議按部就班接受治療，如果有意見可以諮詢第二醫療院所的建議。
3. 深入了解各種治療（手術、化療、放療、標靶治療、荷爾蒙療法等）短中長期的副作用。
4. 配合專業腫瘤營養師針對體重、進食狀況、治療方式來調整膳食內容以及熱量卡洛里。

5. 營養療法應該在有經驗且接受過專業訓練的醫師、營養師、藥師、護理師的指導下進行。

6. 市面上的偽產品或是劣質品有許多，服用前最好對照本書 Part 4 的建議較無疑慮。

7. 如果找不到專業營養醫學專家給予建議，可以先使用我常用的幾項營養素來輔助抗癌：

- **硒酵母**：每天二〇〇～六〇〇微克
- **含有機鍺蕈菇類多醣體**：每天三〇〇～九〇〇毫克
- **天然魚油（TG form）**：每天二〇〇〇～三〇〇〇毫克
- **抗氧化劑輔酵素 Q_{10}**：每天一二〇～二七〇毫克
- **機能性益生菌**：每天二～三匙（二百億～三百億隻活菌）
- **維生素B群**：一天一～三顆
- **維生素 D_3 及優質鈣**：一天二～三顆（鈣六〇〇～九〇〇毫克、維生素 D_3 二〇〇～三〇〇國際單位）

8. 每個人對癌症治療的反應都不相同，一旦出現不同的副作用時，一定可以想辦法找出適當的營養醫學處方策略，千萬不要因為一時的副作用而輕言放棄治療。

附錄二：

參考文獻

- Hoesl, C. E., andJ. E. Altwein. 2005. The probiotic approach: An alternative treatment option in urology. European Urology 47(3):288-96.
- Kemberling, J. K., et al. 2003. Inhibition of bladder tumor growth by the green tea derivative epigallocatechin-3-gallate.Journal of Urology 170(3):773-76.
- Park, C., et al. 2006. Induction of G2/M arrest and inhibition of cyclooxy-genase-2 activity by curcumin in human bladder cancer T24 cells.Oncology Reports 15(5):1225-31.
- Singh, A. V., et al. 2006. Soy phytochemicals prevent orthotopic growth and metastasis of bladder cancer in mice by alterations of cancer cell proliferation and apoptosis and tumor angiogenesis. Cancer Research 66(3):1851-58.
- Hiraoka, K., et al.2001. Osteosarcoma cell apoptosis induced by selenium. Journal of Orthopaedic Research19(5):809-14.
- Kim, S. Y., S. H. Jung, and H. S. Kim. 2005. Curcumin is a potent broad spectrum inhibitor of matrix metalloproteinase gene expression in human astroglioma cells. Biochemical and Biophysical Research Communications 337(2):510-16.
- Bradshaw, P. T., et al. 2009. Consumptionof sweet foods and breast cancer risk: A case-control study of women on Long Island, New York. Cancer Causes Controlled.
- Fan, S., et al. 2006.BRCA1 and BRCA2 as molecular targets for phytochemicals indole-3-carbinol and genistein in breast and prostate cancer cells.British Journal of Cancer 94(3):407-26.
- Jaiswal-McEligot, A., J. Largent, A. Ziogas, D. Peel, and H. Anton-Culver. 2006. Dietary fat, fiber, vegetables, and micronutrients are associated with overall survival in postmenopausal women diagnosed with breast cancer. Nutrition and Cancer 55(2): 132-40.
- Jolliet, P., et al. 1998. Plasma coenzyme Q10 concentrations in breast cancer: Prognosis and therapeutic consequences. International Journal of Clinical Pharmacology and Therapeutics 36(9):506-9.
- Khanzode, S. S., et al. 2004. Antioxidant enzyme and lipid peroxidation in different stages of breast cancer.Free Radical Research 38(1):81-5.
- Kim, K. N., et al. 2006. Retinoic acid and ascorbic acid act synergistically in inhibiting human breast cancer cell proliferation.Journal of Nutritional Biochemistry 17(7):454-62.
- Lowe, L. C., et al. 2005. Plasma 25-hydroxy vitamin D concentrations, vitaminDreceptor genotype and breast cancer risk in a UK Caucasian population. European Journal of Cancer 41(8):1164-69.
- Neuhouser, M. L., et al. 2008. Vitamin D insufficiency in a multiethnic cohort of breast cancer survivors.American Journal of Clinical Nutrition 88(1):133-9.
- Thangapazham, R. L., et al. 2006. Green tea polyphenols and its constituent epigallocatechingallateinhibits proliferation of human breast cancer cells in vitro and in vivo. Cancer letter, March3 (advanced release copy).

- Todorova, V. k., et al. 2006.Modulation of p53 and c-myc in DMBA-induced mammary tumors by oral glutamine.Nutrition and Cancer 54(2):263-73.
- Wood, C. E., et al. 2006. Dietary soy isoflavonesinhibit estrogen effects in the postmenopausal breast. Cancer Research66(20):1241-49.
- Ho, G. Y., et al. 1998. Viral characteristics of human papillomavirus infection and antioxidant levels as risk factors for cervical dysplasia.International Journal of Cancer78(5):594-99.
- Palan, P.R., et al. 2003. Plasma concentrations of coenzymeQ10 and tocopherols in cervical intraepithelialneoplasia and cervical cancer.European Journal of Cancer prevention 12(4):321-26.
- Arbiser, J. L., et al. 1998.Curcumin is an in vivo inhibitor of angiogenesis. Molecular Medicine 4(6):376-83.
- Bobe, G., et al. 2008. Dietary flavonoids and colorectal adenoma recurrence in the Polyp Prevention Trial.Cancer Epidemiological Biomarkers Preview 17(6):1344-53.
- Fleischauer, A. T., and L. Arab. 2001. Garlic and cancer: Acritical review of the epidemiologic literature. Journal of nutrition 131(3s):1032S-40S.
- Frydoonfar, H. R., D. R. McGrath, and A. D. Spigelman. 2002. Inhibition of proliferation of a colon cancer cell line by indole-3-carbinol. Colorectal Disease 4(3):205-7.
- Hanson, M. G., et al. 2007. A short-term dietary supplementation with high doses of vitamin E increases NK cell cytolic activity in advanced colorectal cancer patients.Cancer immunology and Immunotherapy 56(7):973-84.
- Roller, M., et al. 2007. Consumption of prebiotic insulin enriched with oligofructose incombination with the probiotics Lactobacillus rhamnosus and Bifidobacteriumlactis has minor effects on selected immune parameters in polypectomised and colon cancer patients. British Journal of Nutrition 97(4):676-84.
- Sengottuvelan, M., and N. Nalini. 2006. Dietary supplementation of resveratrol suppresses colonic tumour incidence in 1,2-dimethylhydrazine-treated rats by modulating biotransforming enzymes and aberrant crypt foci development. British Journal of Nutrition 96(1):145-53.
- Ryan, A. M., et al. Enteral nutrition enriched with eicosapentaenoic acid (EPA) preserves lean body mass following esophageal cancer surgery: Results of a double-blinded randomized controlled trial. Annals of Surgery 249(3):355-63.
- Taylor, P. R., et al. 2003. Prospective study of serum Vitamin E levels and esophageal and gastric cancers.Journal of National Cancer Institute 95(18):1414-6.
- Fleischauer, A. T., C. Poole, and L, Arab. 2000. Garlic consumption and cancer prevention: Meta-analyses of colorectal and stomach cancers. American Journal of Clinical Nutrition 72(4):1047-52.
- Hibasami, H., et al. 1998. Induction of apoptosis in human stomach cancer cells by green tea catechins. Oncology Reports 5(2):527-29.
- Li, H., et al. 2004. An intervention study to prevent gastric cancer by micro-selenium and large dose of allitridum.Chinese Medical Journal (English)117(8):1155-60.
- Liu, H. K., et al. 2009. Inhibitory effects of gamma-tocotrienol on invasion and metastasis of human gastric adenocarcinoma SGC-7901 cells. Journal of Nutritional Biochemistry .
- Mark, S. D., et al. 2000. Prospective study of serum selenium levels and incident esophageal and gastric cancers.Journal of the National Cancer Institute 92(21):1753-63.
- Nagata, C., et al. 2002. A prospective cohort study of soy product intake and stomach cancer death.British Journal of Cancer 87 (1):31-36.

- Qiao, Y. L., et al. 2009. Total and cancer mortality after supplementation with vitamins and minerals: Follow-up of the Linxian General Population Nutrition Intervention Trial. Journal of the National Cancer Institute 101(7):507-18.
- Velmurugan, B., and S. Nagini. 2005. Combination chemoprevention of experimental gastric carcinogenesis by S-allycysteine and lycopene : Modulatory effects on glutathione redox cycle antioxidants. Journal of Medicinal Food 8(4):494-501.
- Bairati, I., et al. 2006. Antioxidant vitamins supplementation and mortality: A randomized trial in head and neck cancer patients. International Journal of Cancer 119(9):2221-4.
- Pisters, K. M., et al. 2001.Phase I trial of oral green tea extract in adult patients with solid tumors. Journal of Clinical Oncology 19(6):1830-8.
- Neri, B., et al. 1994. Modulation of human lymphoblastoid interferon activity by melatonin in metastatic renal cell carcinoma.A phase II study. Cancer 73(12):3015-19.
- Obara, W., et al. 2008.Prospective study of combined treatment with interferon-alpha and active vitamin D3 for Japanese patients with metastatic renal cell carcinoma.International Journal of Urology 15(9):794-9.
- Wu, X. X., et al. 2009. Induction of apoptosis in human renal cell carcinoma cells by vitamin E succinate in caspase-independent manner. Urology 73(1):193-9.
- Aquio, V. M., et al. 2005. A double-blind randomized placebo-controlled study of oral glutamine in the prevention of mucositis in children undergoing hematopoietic stem cell transplantation: A pediatric blood and marrow transplant consortium study. Bone Marrow Transplant 36(7):611-6.
- Asou, H., et al. 2002. Resveratrol, a natural product derived from grapes, is a new inducer of differentiation in human myeloid leukemias. International Journal of Hepatology75(5):528-33.
- Lee, Y. K., et al. 2004. VEGF receptor phosphorylation status and apoptosis is modulated by a green tea component, epigallocatechin-3-gallate (EGCG), in B-cell chronic lymphocytic leukemia. Blood 104(3):788-94.
- Monasterio, A., et al. 2004. Flavonoids induce apoptosis in human leukemia U937 cells through caspase- and caspase-calpain-dependent pathways. Nutrition and Cancer 50(1):90-100.
- Cui, W., Gu, F., and Hu, K.Q. 2009. Effects and mechanisms of silibinin on human hepatocellular carcinoma xenografts in nude mice.World Journal of Gastroenterology 15(16):1943-50.
- Habib, S. H., et al. 2008. Ginger extract (Zingiberofficinale) has anti-cancer and anti-inflammatory effects on ethionine-induced hepatoma rats.Clinics (Sao Paulo) 63(6):807-13.
- Matsui, Y., et al. 2002. Improved prognosis of postoperative hepatocellular carcinoma patients when treated with functional foods: A prospective cohort study. Journal of Hepatology37(1):78-86.
- Balcerek, M., and I. Matlawska. 2005. Preventive role of curcumin in lung cancer. PrzeglaLekarski 62(10):1180-81.
- Norsa, A., and V. Martino. 2006. Somatostatin, retinoids, melatonin, vitamin D, bromocriptine, and cyclophosphamide in advanced non-small-cell lung cancer patients with low performance status. Cancer Biotherapy and Radiopharmaceuticals 21(1):68-73.
- Singh, R. P., et al. 2006. Effect of silibinin on the growth and progression of primary lung tumors in mice.Journal of the National Cancer Institute 98(12):846-55.
- Wright, M. E., et al. 2004. Development of a comprehensive dietary antioxidant index and application to lung cancer risk in a cohort of male smokers. American Journal of Epidemiology 160(1):68-76.

· Zhou, W., et al. 2007. Circulating 25-hydroxyvitamin D levels predict survival in early-stage non-small-cell lung cancer patients. Journal of Clinical Oncology 25(5):479-85.

· Ahonen, M. H., et al. 2000. Androgen receptor and vitamin D receptor in human ovarian cancer: Growth stimulation and inhibition by ligands. International Journal of Cancer 86(1):40-46.

· Chan, M. M., et al. 2006. Epigallocatechin-3-gallate delivers hydrogen peroxide to induce death of ovarian cancer cells and enhances their cisplatin susceptibility. Journal of Cell Physiology 207(2):389-96.

· Chen, O., et al. Pharmacologic doses of ascorbate act as a prooxidant and decrease growth of aggressive tumor xenografts in mice.Proceedings of the National Academy of Sciences in the U. S.A. 105(32):1105-9.

· Drisko, j. A., J. Chapman, and V. J. Hunter. 2003. The use of antioxidants with first-line chemotherapy in two cases of ovarian cancer. Journal of the American College of Nutrition 22(2):118-23.

· Ganmaa, D., and A. Sato. 2005. The possible role of female sex hormones in milk from pregnant cows in the development of breast, ovarian and corpus uteri cancers. Medical Hypotheses 65(6):1028-37.

· Klein, A., et al. 2006. Prolonged stabilization of platinum-resistant ovarian cancers in a single patient consuming a fermented soy therapy.Gynecological Oncology 100(1):205-9.

· Rezk, Y. A., et al. 2006. Use of resveratrol to improve the effectiveness cisplatin and doxorubicin: Study in human gynecologic cancer cell lines and in rodent heart. American Journal of Obstetrics and Gynecology 194(5):e23-e26.

· Tung, K. H., et al. 2005. Association of dietary vitamin A, carotenoids, and other antioxidants with the risk of ovarian cancer.Cancer Epidemiology, Biomarkers, and Prevention 14(3):669-76.

· Banerjee, S., et al. 2005. Molecular evidence for increased antitumor activity of gemcitabine by genistein in vitro and in vivo using an orthotopic model of pancreatic cancer. Cancer Research 65(19):9064-72.

· Larsson, S. C., et al. 2006. Fruit and vegetable consumption in relation to pancreaticcancer risk: A prospective study. Cancer Epidemiology, Biomarkers, and Prevention 15(2):301-15.

· Merendino, N., et al. 2005. Docosahexaenoic acid induces apoptosis in the human PaCa-44 pancreatic cancer cell line by active reduced glutathione extrusion and lipid peroxidation. Nutrition and Cancer 52(2):225-33.

· Nomura, t., et al. 2007. Probiotics reduce infectious complications after pancreaticoduodenectomy. Hepatogastroenterology54(75):661-3.

· Suzuki, Y. J., B. B. Aggarwal, and L. Packer. 1992. Alpha-lipoic acid is a potent inhibitor of NF-kappa B activation in human T cells. Biochemical and Biophysical Research Communications 189(3):1709-15.

· Hedelin, M., et al. 2006. Dietary phytoestrogen, serum enterolactone and risk of prostate cancer: The cancer prostate Sweden study (Sweden). Cancer Causes and Control17(2):169-80.

· Kelavkar, U. P., et al. 2006. Prostate tumor growth and recurrence can be modulated by the omega-6:omega-3 ratio in diet: Athymic mouse xenograftmodelsimulating radical prostatectomy. Neoplasia8(2):112-24.

· Meyer, F., et al. 2005.Antioxidant vitamin and mineral supplementation and prostate cancer prevention in the SU.VI.MAX trial. International Journal of Cancer 116(2):182-86.

- Pinski, J., et al. 2006. Genistein-induced neuroendocrine differentiation of prostate cancer cells. Prostate 66(11):1136-43.
- Quiles, J. L., et al. 2003. Coenzyme Q differentially modulates phospholipidhydroperoxide glutathione peroxidase gene expression and free radicals production in malignant and nonmalignant prostate cells. Biofactors18(1-4):265-70.
- Singh, R. P., and R. Agarwal. 2006. Prostate cancer chemoprevention bysilibinin: Bench to bedside. Molecular Carcinogenesis 45(6):436-42.
- Woo, T. C., et al. 2005. Pilot study: Potential role of vitamin D (cholecalciferol) in patients with PSA relapse after definitive therapy. Nutrition and Cancer 51(1):32-36.
- Barlow, J. W., et al. 2005. Differentiation of rhabdomyosarcoma cell lines using retinoic acid. Prediatric Blood Cancer 47(6):773-84.
- Dauchy, R. T., et al. 2009. Antineoplastic effects of melatonin on a rare malignancy of mesenchymal origin: Melatonin receptor-mediated inhibition of signal transduction, linoleic acid metabolism and growth in tissue-isolated human leiomyosarcomaxenografts. Journal of Pineal Research .
- Yoshida, S., A. Kaibara, N. Ishibashi, and K. Shirouzu. 2001.Glutamine supplementation in cancer patients. Nutrition 17(9):766-8.
- Harris, R. B., et al. 2005. Fatty acid composition of red blood cell membranes and risk of squamous cell carcinoma of the skin.Cancer Epidemiology, Biomarkers, and Prevention 14(4):906-12.
- Liu, J. D., et al. 2001. Inhibition of melanoma growth and metastasis by combination with (-)-epigallocatechin-3-gallate and dacarbazine in mice.Journal of Cellular Biochemistry 83(4):631-42.
- Rusciani, L., et al. 2006. Low plasma coenzyme Q10 levels as an independent prognostic factor for melanoma progression. Journal of the American Academy of Dermatology 54(2):234-41.
- Divi, R. L., and D. R.Doerge. 1996. Inhibition of thyroid peroxidase by dietaryflavonoids. Chemical in Toxicology 9(1):16-23.
- Mano, T., et al. 1998.Vitamin E and coenzyme Q concentrations in the thyroid tissues of patients with various thyroid disorders.American Journal of Medical Sciences 315(4):230-2.
- Shih, A., et al. 2002. Resveratrol induces apoptosis in thyroid cancer cell lines via a MAPK- and p53-dependent mechanism. Journal of Clinical Endocrinology and Metabolism 87(3):1223-32.
- Bhat, K. P., and J. M. Pezzuto. 2001. Resveratrol exhibits cytostatic and antiestrogenic properties with human endometrial adenocarcinoma (Ishikawa) cells. Cancer Research 61(16):6137-44.
- Dann, J. M., P. H. Sykes, D. R. Mason, and J. J. Evans. 2009. Regulation of vascular endothelial growth factor in endometrial tumour cells by resveratrol and EGCG. Gynecologic Oncology 113(3):374-8.
- Lian, Z., et al. 2004. Soybean isoflavones inhibit estrogen-stimulated gene expression in mouse uteri. European Journal of Gynaecological Oncology 25(3):311-14.

健檢做完，然後呢？

從自然醫學觀點，拆解數字真相，
掌握對症處方，找回健康！

◎陳俊旭（自然醫學博士）　著

◎頁數：276頁　**◎定價：**350元（隨書附贈有聲書ＣＤ）

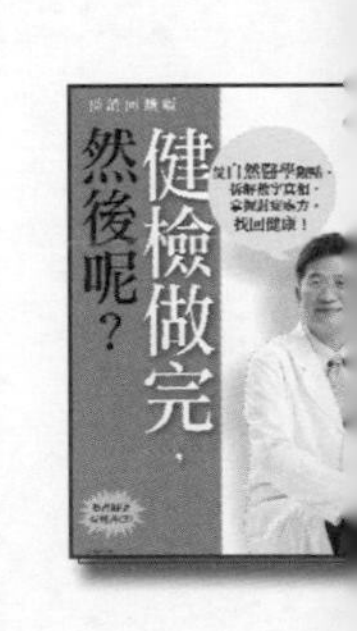

膽固醇超過200等於是心血管疾病的高風險群？肝指數AST（GOT）、ALT（GPT）越低越好？尿蛋白的「＋」字越多，代表腎臟功能越差？尿酸到底該驗血還是驗尿？醫生沒告訴你的，全部在這裡！陳俊旭睽違3年最新力作，揭露現代醫療迷思，說出健康真相，不必打針吃藥，高血壓、糖尿病、高血脂、高尿酸……通通都能降下來！

腎臟科名醫

江守山教你逆轉腎

喝對水、慎防毒、控三高

◎江守山（腎臟科名醫）　著

◎頁數：280頁　**◎定價：**330元

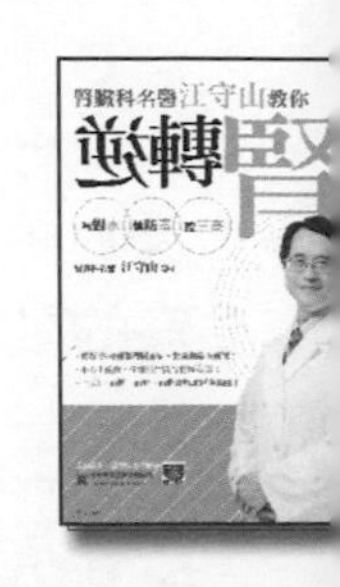

視病如親的江醫師，有感於台灣腎病罹患率年年攀升，以腎臟專科醫師的專業與多年來身體力行的護腎祕訣，告訴你哪些飲食、環境或生活習慣出了問題，同時教你預防&控制三高，不讓三高引起血管病變，損害腎功能，相信你只要跟著江醫師一起身體力行吃、喝、住的避毒要點，腎臟用到120歲也沒問題！

訂購專線：02-23925338分機16　劃撥帳號：50130123　戶名：幸福綠光股份有限公司

逆轉筋骨關節疾病，骨科名醫對症開處方

筋骨關節疼痛防治全百科

骨科專家游敬倫整合中西醫學最新對症療法

◎游敬倫（龍合骨科診所院長） 著

◎頁數：224頁 ◎定價：370元

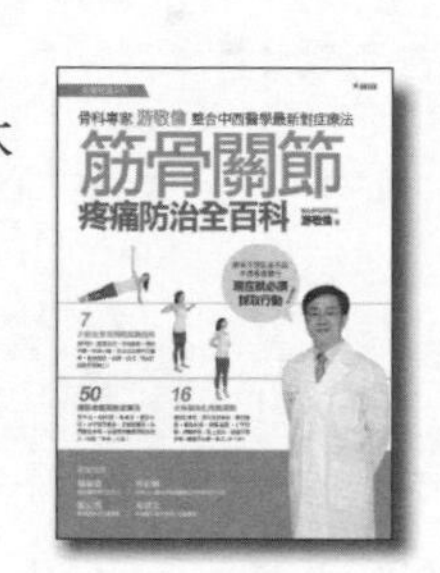

筋骨關節的保用年限只有五十年，1/3的人在退休前就會失去工作能力！骨科醫師游敬倫為國人量身打造：７大部位常見照顧指南、５０種筋骨關節對症療法、１６式伸展強化保養運動，是家家必備的筋骨關節保健指南。

拒絕惡視力，別讓眼睛不開心！

好眼力：護眼、養眼、治眼全百科

百大良醫陳瑩山破解眼科疑難雜症

◎陳瑩山（新竹國泰綜合醫院眼科主任） 著

◎頁數：224頁 ◎定價：330元

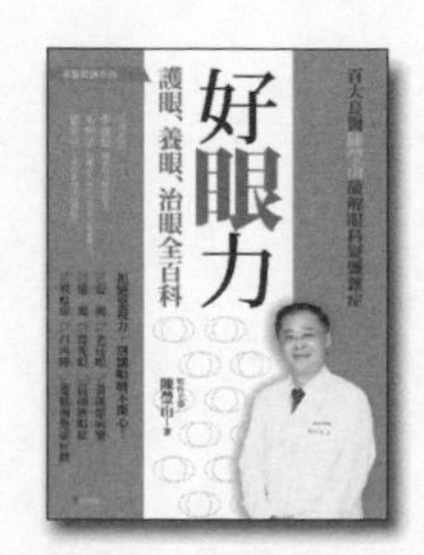

研究顯示，眼球操對視力回復並沒有效！百大良醫陳瑩山從眼科病症入手，破解視力保健迷思；淺顯易懂的舉例說明，正確觀念一看就忘不了。白內障、青光眼、乾眼症、飛蚊症、眼中風等，台灣人最常見的眼科11大症狀自我檢測，選對眼鏡、吃對營養、護眼習慣，0歲到99歲的眼睛保養之道全收錄。

訂購專線：02-23925338分機16　劃撥帳號：50130123　戶名：幸福綠光股份有限公司

營養醫學抗癌奇蹟
劉博仁醫師的抗癌成功案例分享

作　　者：劉博仁
特約編輯：錢滿姿、凱特
內頁插畫：劉素臻、7 號心偉
美術設計：陳瑀聲

總 編 輯：蔡幼華
主　　編：黃信瑜
社　　長：洪美華
編　　輯：何　喬

出　　版：新自然主義
　　　　　幸福綠光股份有限公司
地　　址：台北市杭州南路一段 63 號 9 樓之 1
電　　話：(02)2392-5338
傳　　真：(02)2392-5380
網　　址：www.thirdnature.com.tw
E-mail：reader@thirdnature.com.tw

印　　製：中原造像股份有限公司
初　　版：2012 年 10 月
初版31刷：2024 年 6 月

郵撥帳號：50130123 幸福綠光股份有限公司
定　　價：新台幣 320 元（平裝）

ISBN 978-957-696-719-1

總 經 銷：聯合發行股份有限公司
　　　　　新北市新店區寶橋路 235 巷 6 弄 6 號 2 樓
電　　話：(02)29178022　傳真：(02)29156275

照片提供：典匠資訊股份有限公司、編輯部

國家圖書館出版品預行編目資料

營養醫學抗癌奇蹟 / 劉博仁 著一初版 .一臺
北市：新自然主義、幸福綠光 ,2012.10
　面：公分
ISBN 978-957-696-719-1（平裝）
　1. 癌症 2. 營養 3. 食療
417.8　　　　　　　　101019467

新自然主義 讀者回函卡

書籍名稱：《營養醫學抗癌奇蹟》

■ 請填寫後寄回，即刻成為新自然主義書友俱樂部會員，獨享很大很大的會員特價優惠（請看背面說明，歡迎推薦好友入會）

★ 如果您已經是會員，也請勾選填寫以下幾欄，以便內部改善參考，對您提供更貼心的服務

● 購書資訊來源：□逛書店　□報紙雜誌廣播　□親友介紹　□簡訊通知　□新自然主義書友　□相關網站

● 如何買到本書：□實體書店　□網路書店　□劃撥　□參與活動時　□其他

● 給本書作者或出版社的話：

■ 填寫後，請選擇最方便的方式寄回：

（1）傳真：02-23925380　（2）影印或剪下投入郵筒（免貼郵票）

（3）E-mail：reader@thirdnature.com.tw　（4）撥打02-23925338分機16，專人代填

姓名：＿＿＿＿＿＿　性別：□女 □男　生日：＿＿年＿＿月＿＿日

★ 已加入會員者，以下框內免填

手機：＿＿＿＿＿＿　電話（白天）：（　　）＿＿＿＿＿＿

傳真：（　　）＿＿＿＿＿＿　E-mail：＿＿＿＿＿＿

聯絡地址：□□□□□＿＿＿＿縣（市）＿＿＿＿鄉鎮區（市）

＿＿＿＿路（街）＿＿段＿＿巷＿＿弄＿＿號＿＿樓之＿＿

年齡：□16歲以下　□17-28歲　□29-39歲　□40-49歲　□50~59歲　□60歲以上

學歷：□國中及以下　□高中職　□大學/大專　□碩士　□博士

職業：□學生　□軍公教　□服務業　□製造業　□金融業　□資訊業
　　　□傳播　□農漁牧　□家管　□自由業　□退休　□其他

寄回本卡，掌握最新出版與活動訊息，享受最周到服務

加入新自然主義書友俱樂部，可獨享：

會員福利最超值

1. 購書優惠：即使只買1本，也可享受8折。消費滿500元免收運費。
2. 生 日 禮：生日當月購書，一律只要定價75折。
3. 社 慶 禮：每年社慶當月（3/1~3/31）單筆購書金額逾1000元，就送價值300元以上的精美禮物（贈品內容依網站公布為準）。
4. 即時驚喜回饋：（1）優先知道讀者優惠辦法及A好康活動
（2）提前接獲演講與活動通知
（3）率先得到新書新知訊息
（4）隨時收到最新的電子報

入會辦法最簡單

請撥打02-23925338分機16專人服務；或上網加入http://www.thirdnature.com.tw/

（請沿線對摺，免貼郵票寄回本公司）

□□□□□

姓名：

地址：＿＿＿市/縣＿＿＿鄉鎮/市區＿＿＿路/街＿＿＿段
＿＿＿巷＿＿＿弄＿＿＿號＿＿＿樓之＿＿＿

廣告回函
北區郵政管理局登記證
北 台 字 03569 號
免貼郵票

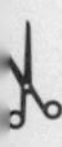

新自然主義
幸福綠光股份有限公司
GREEN FUTURES PUBLISHING CO., LTD.

地址：100 台北市杭州南路一段63號9樓
電話：(02)2392-5338 傳真：(02)2392-5380
出版：新自然主義・幸福綠光
劃撥帳號：50130123 戶名：幸福綠光股份有限公司